科学新视角丛书

新知识　新理念　新未来

身处快速发展且变化莫测的大变革时代，我们比以往更需要新知识、新理念，以厘清发展的内在逻辑，在面对全新的未来时多一分敬畏和自信。

写在基因里的食谱

——关于饮食、基因与文化的思考

[美] 加里·保罗·纳卜汉 著

秋 凉 译

上海科学技术出版社

图书在版编目（CIP）数据

写在基因里的食谱：关于饮食、基因与文化的思考/
（美）加里·保罗·纳卜汉（Gary Paul Nabhan）著；秋
凉译. —上海：上海科学技术出版社，2020.6（2024.12重印）
（科学新视角丛书）
ISBN 978-7-5478-4882-1

Ⅰ.①写… Ⅱ.①加… ②秋… Ⅲ.①饮食—关系—
健康 Ⅳ.①R151.4

中国版本图书馆CIP数据核字（2020）第055338号

上海市版权局著作权合同登记号　图字：09-2015-156号

写在基因里的食谱
——关于饮食、基因与文化的思考

［美］加里·保罗·纳卜汉　著
秋　凉　译

上海世纪出版（集团）有限公司
上 海 科 学 技 术 出 版 社 出版、发行
（上海市闵行区号景路159弄A座9F-10F）
邮政编码 201101　www.sstp.cn
上海中华商务联合印刷有限公司印刷
开本 787×1092　1/16　印张 13.75
字数 160千字
2020年6月第1版　2024年12月第5次印刷
ISBN 978-7-5478-4882-1/N·203
定价：49.00元

"烂俗的民谣和致命的菜肴总是在这个时代结伴而行"

摘自赫伯特·H.尼布斯（Herbert H. Knibbs）的诗词《布默·约翰逊》（*Boomer Johnson*）

谨以此书缅怀特德·纳卜汉（Ted Nabhan）、萨莉·吉夫·巴勃罗（Sally Giff Pablo）和加布里埃尔·威廉斯（Gabriel Williams）

译者前言

在翻译本书的过程中我发现有一些概念对于普通读者来说可能难以正确理解，因此我决定在本书开头就部分遗传学知识做一个简单介绍。尽管这是一本科普读物，讨论的是关于基因、食物、行为、环境以及它们之间的复杂交互联系；然而，你依然需要对基因与遗传有一定的了解，才能理解作者的许多见解。

腺嘌呤（A）、鸟嘌呤（G）、胞嘧啶（C）和胸腺嘧啶（T）4 种不同碱基分别与脱氧核糖和磷酸结合，构成了编码人类遗传信息的 4 种基本脱氧核苷酸。这 4 种脱氧核苷酸依照一定顺序排列起来，组成了我们的遗传物质：脱氧核糖核酸，也就是 DNA。想象用红、黄、绿、蓝 4 种颜色的珠子串起一串串珠，我们的 DNA 也仿佛是这样一串串的串珠。串珠的颜色和排列——也就是脱氧核苷酸的类型与排列——决定了基因的功能。

人体内目前已经发现超过 2 万个基因，它们分布在人体的 23 对染色体上。每一个基因都对应一种或者多种蛋白质产物。也就是说，正常的基因执行正常的功能；一旦基因异常，那么下游的蛋白质产物也会发生异常，从而影响功能。严重到一定程度，就会产生相应的疾病表现，我们称之为"表型"。在遗传学研究中，基因型与表型的关联是最为重要的，即基因层面的改变究竟是否会产生相应的表型。这是问题复杂性的来源，也是本书的立论依据。

基因的改变有多种形式，比如缺失了一段，或者某个核苷酸发生了改变——在某个位置，应该是蓝色的珠子变成了红色。这种基因层面的变异也常被理解为"基因突变"。传统观念认为基因突变必然会导致个体的功能受损，从而患上某种疾病。这一观念可以解释很多经典的单基因遗传病，但现代研究发现事实远比这复杂得多。

在人类基因组中有大量序列存在个体差异。比如，一部分人在某个位置的碱基是 T，而另一部分人则是 A。这种差异可能与种族相关，也可能在种族内发生。关键在于，绝大多数 DNA 序列差异都没有临床意义——至少我们并没有发现它们的病理意义。目前倾向于认为这些变异位点是人群的多态性。

所谓多态性，简单来说就是在人群中既可以有这种情况，也可以有另一种情况，不同情况之间没有截然的"好坏"之分。血型是最典型的多态性例证。你既可以是 A 型血，也可以是 B 型血，或者 O 型血，或者 AB 型血。在基因层面，人与人之间存在着巨大的差异，同时这种 DNA 水平的变异并不会直接导致任何疾病的发生。

目前的研究重点集中在某些多态性位点是否可能与某些疾病的易感性相关。所谓易感性是指个体是否容易患某种疾病。举例来说，有些人无论如何吃喝都不会患糖尿病；而另一些人一旦饮食和行为失当就很容易得糖尿病，比如书中描述的美洲原住民。尽管并没有某个基因直接导致糖尿病，然而可能有一些基因位点决定了某些人更容易患上糖尿病。

　　如果以人类正常序列作为参照，那么在 DNA 水平发生的变异可以依据其对表型的影响大致归纳为以下几种类型。

　　1. 某个基因变异与疾病存在明确的因果关系，即基因变异必然导致疾病发生。这些变异经常被用于疾病的临床诊断。这种直接由基因突变导致的疾病被称为单基因遗传病。书中列举的 G6PD 缺乏症、镰状细胞贫血等都属于这类疾病，尽管作者赋予了这些疾病不同的内涵。

　　2. 某个基因变异与疾病的发生存在显著关联，然而基因变异并不一定致病。携带基因变异的个体存在一定的患病概率，并且通常是较高的概率。目前已知的一些肿瘤相关基因，比如 *BRCA1*、*BRCA2* 突变导致的乳腺癌和卵巢癌就属于这一类型的基因型表型关联。

　　3. 某个基因变异与疾病的发生存在关联，然而基因变异并不能独立致病。这类疾病通常被称为多基因遗传病或者复杂疾病。本书中所罗列的糖尿病、冠心病等我们熟知的现代病大多数属于这一类型。基因在这一过程中决定了疾病的易感性，然而饮食等环境因素发挥了同等重要的作用。这些疾病正是我们理解基因与环境交互作用的最佳途径。

　　4. 某个基因变异并没有任何已知的表型影响。人类基因组中的绝大多数变异属于这一类。这些变异从侧面印证了我们对基因认识的有限。目前的科学认为 DNA 序列中有实际意义的编码序列只占极小一部分，大量的序列变异并没有作用。我想这或许只是我们今天认识的局限而已——传统所说的非编码区近年也成为了研究热点，长距离调控和 microRNA 成为研究热点说明了我们认知的有限——然而，无论如何，你需要知道，在人类的遗传序列上存在大量的"无意义"变异——也就是说，"标准"序列从某个角度来看只是相对的。

　　目前的学术界有一种趋势，即用还原论的方法把问题简单化，对于复杂问题的研究也遵循这一规律。在基因层面，科学家倾向于用某个基因位点的变异来解释疾病或者疾病易感性。尽管我们已经认识到了基因的复杂性，很多现代研究工具将复杂性作为参数置入了研究模型中，高通量测序和单核苷酸多态性分析等方法能够让我们一次研究成千上万个基因位点或者下游产物，去琢磨其中的相互关联；然而，我们依然倾向于用割裂的态度来看问题。很多科研人员——包括我遇到的许多学者，我曾工作的实验室，甚至在某种程度上我自己——期望用某个或者某组基因变异来解释问题，或者做出假设。

在另一方面，基因测序技术的进步使得遗传学的临床应用前景显得很光明——某种程度来说是过分地乐观，就仿佛处于疯牛行情中的交易者一样信心爆棚——大量遗传病获得了更为可靠的基因诊断，针对常见遗传疾病的基因治疗技术在许多实验室如火如荼地开展。人们期待着有一天分子遗传技术能够改变一切，基因治疗能够解除所有病痛——我们现在熟悉的个性化医疗、精准医疗只是全豹一斑而已。

你很难想象我们对基因的认识和实践在以怎样的速度发展。2019年，我作为领域内专家——多年来我一直从事神经肌肉遗传性疾病相关的诊治研究——全程参与一款反义核苷酸药物在中国上市的过程。这是一种治疗脊髓性肌萎缩症的药物，也是目前上市的唯一一种通过小分子干扰 RNA 剪切而发挥疗效的药物。这种革命性的药物让一种无法治疗的疾病得到根本上的改变。同样是 2019 年，另一种治疗脊髓性肌萎缩症的药物在美国被 FDA 批准上市，这是一种纯正的基因治疗药物，就如你在本书中将看到作者描述的那样：向你体内注射入一种病毒，携带了特别的基因序列，以纠正你的基因或者基因表达。

从作为一门不受重视的边缘学科，到引领现代医学发展，医学遗传学渗透到罕见病、感染、慢性病、肿瘤、产前诊断等每一个医学范畴。二代测序技术几乎成了先进医学的代名词，基因产业蓬勃发展，而基因治疗这颗医学皇冠上的珍珠也正在被我们缓缓摘下。一切看起来似乎都那么美好。

然而，你想要接受基因治疗，首先得准备好卖掉你的房子——而且不止一套，如果你有的话。针对脊髓性肌萎缩症的基因治疗药物其定价高达 210 万美元！这是人类历史上最昂贵的药物。昂贵的基因治疗将患者进行了割裂——物理上的和精神上的。很多患者家属给我反馈，没钱买药和无药可医完全是不同的心理体验。我想这只是开始。我们必须准备好更多昂贵的基因治疗对这个社会将会带来的冲击。

问题并不单纯在价格上。2019 年另一件值得关注的事情是贺建奎最终因"非法行医罪"被判入狱。我个人认为，以"非法行医"来定罪，恰恰说明了社会和法律对此都未做好准备。贺建奎为数对辅助生育夫妇提供了针对胚胎的"基因编辑"，宣称通过编辑的胎儿能够免受 HIV 病毒感染，拥有对艾滋病的免疫力。

虽然法院的判决是盖棺定论，但是事件背后值得深思和争论的问题太多。CRISPR 这把精准的"基因剪刀"一方面具备太多基因修饰的潜能，另一方面它存在太多未知，科学家、伦理学家和社会学家其实都很难对它的使用做出循证的评定。而贺建奎让公众看到的是，对于胚胎进行基因操作居然是一件如此简单的事情——姑且不论他的操作是否成功。此事以后，主流学界对此一致批判，但是我想这更多出于"政治正确"的考量。由此打开的潘多拉魔盒不会就此关上，整个社会对此都应该有足够清醒的认识。

正是在基因技术一面引领现代医学的进步，一面又在滑向失控边缘的节点上，本书所提供的某些视角显得很有意义。我作为一个每天应用现代遗传学工具和基因技术解决临床问题的医生和科研工作者，认为我们已经到了需要全社会来思考和认识基因的时候。把目光放远一些，看到基因以外的世界，知道我们在基因以外可以做什么来解决自身的疾病和苦痛，也许可以在一定程度上减缓基因技术滑向失控的步伐。在我看来，这是一种对于基因技术狂热的必需平衡，就仿佛全球化思潮需要夏威夷这样的本土文化来做一定程度的抵抗一样。我不想在此解释作者的思路，这留待你自己解读。我想说的是，了解目前的遗传学研究现状，你才会理解作者为什么会反复表达整体化的观点。

基因变异与表型之间的关联存在着非常多的不确定性，大多数疾病的致病原因至今无法被完全阐明，哪怕我们宣称找到了与疾病相关的基因。在学校里我们都学习过生物多样性，而本书的侧重点则是文化多样性以及基因层面的多态性。无论生物多样性、文化多样性还是遗传多态性，其内在根基是相同的，即这个世界的复杂性。我们无法用某个基因突变去解释我们所面临的问题，原因或许正在于我们的整个生物进化①以及社会变革过程中所遗留的种种复杂性。用简单的方法来解释复杂的生命、生态，自然会带来失真的结果。

总之，我希望你始终带着一个基本认识来阅读本书，即人类对于基因与疾病的认识是非常有限的，人类基因组存在大量无法解释的多态性，基因无法解决我们所面对的主要健康问题。正是以此为出发点，考虑基因、饮食和文化之间的相互联系或许能为我们带来不同于简单还原论的视角；与目前尚无法预测的基因治疗相比，或许我们可以通过更简单的方法来有效改善自己的健康状态。

---

① 达尔文的生物进化理论为世人所熟知。近年来，针对 evolution 这个单词，学界有一种趋势是将其翻译为"演化"而非"进化"。这一翻译名词的改变，更强调生物随着环境变化的适应过程是中性的，而非一定是一个优胜劣汰的过程。考虑到生物进化的用法更贴近一般读者的理解，本书中 evolution 还是统一翻译为"进化"。——译者注

前　言

如果要给这个故事一个寓意，那么我想说我们正在因为自己对基因、传统与现代饮食以及环境之间相互作用的无视而自食其果。然而，我们同样可以从这个故事中看到希望——一旦我们睁开眼睛、张开嘴巴，用我们的味蕾仔细品尝它们之间的美妙关系，整个世界会变得更加富足，很多问题也能迎刃而解。

我们能解决哪些问题？让我们从当今人类所面临的一些困境说起。现代人正饱受糖尿病、心脏病、食物过敏以及各种各样由食物诱发的炎症反应的困扰。长期来看，生物多样性下降也在时刻困扰着我们，其中尤以微生态的改变为甚——要知道，从花园里的泥土到我们的肠道，细菌无处不在。

这些慢性疾病以及生态环境的改变影响着成千上万人的生活质量，而它们却常被贴上错误的标签并被归咎于错误的原因。例如，成人起病的非胰岛素依赖型糖尿病（noninsulin-dependent diabetes mellitus, NIDDM）[1] 通常被认为是一种遗传性疾病或者是一种"富贵病"，却很少有人将之归因于基因、环境和饮食的不匹配。从本书的第一版出版以来，美国糖尿病患者大幅增加，其总数据估计已经达到了 2 230 万，约占美国总人口的 7%。根据美国糖尿病协会（American Diabetes Association）统计，2007 年到 2012 年间，全美增加了 500 万糖尿病患者，增量达到 22%，由此带来的医疗负担超过 2 450 亿美元。照此发展趋势，到 2030 年，美国为糖尿病患者支出的医疗费用将达到 1.3 万亿美元。事实上，在所有就医产生的医疗费用中，大约 1/4 的钱是花在糖尿病上的；而从广义的健康消费来看，这种由基因-饮食-环境失衡而造成的疾病大约占据所有支出的 1/10。为什么我们不能每年花费 5 000 万美元来改善我们的饮食结构，从而避免糖尿病的发生呢？

更有意义的问题是，为什么类似糖尿病这样的疾病越来越多地在我们身上以及身边发生？尽管很多人推测糖尿病的发生与日常饮食存在确切的关联，然而我们并没有改变问题的实质。在美国，95% 糖尿病患者所患的是非胰岛素依赖型糖尿病，这被认为是一种由饮食习惯所导致的疾病。大多数专家认为非胰岛素依赖型糖尿病发病率的上升与高果糖浆（high-fructose sugar）[2] 消费的增加呈显著正相关。令人遗憾的是，在探讨饮食与糖尿病关系时，并没有人关注基因、文化与环境在疾病发生过程中复杂的交互关系。事实上，绝大多数遗传学家早就明确了疾病发生的 3 个要素：基因、环境以及基因-环境的交互作用。今天，我们还要在此基础上增加表观遗传因素，因为无论是微

① 非胰岛素依赖型糖尿病，一般也称为 2 型糖尿病。——译者注
② 泛指含大量果糖的甜味剂。高果糖浆近几十年来被广泛应用于食品工业。很多研究认为果糖的代谢途径与葡萄糖不同，食用高果糖添加剂更容易导致肥胖等健康问题。——译者注

生物（生命因素）还是气候（非生命因素）均能够影响基因的表达。

我的家在亚利桑那州，那里居住着许多原住民和西班牙裔美国人，他们是全美糖尿病的高发人群。在亚利桑那，我们所面临的不单单是营养学方面的困境，还有实际的财政困境。亚利桑那州用于糖尿病的医疗开支在 1995 年时是 5 亿美元，到 2005 年时已经达到 30 亿美元。截至 2013 年底，这项医疗支出至少达到 44 亿美元。说得更形象一些，该州每 20 元农业收入中就有 1 元钱要用于治疗糖尿病！

假如糖尿病是孤立的问题，也许我们还能稍加掩饰，将它一笔带过。但问题在于，自我安慰地回避只是掩耳盗铃而已。当代美国人正在经历一种被贝拉斯克斯－马诺夫（Moises Velasquez-Manoff）称为"缺失的流行病"①的折磨，它不但包括发病率急剧上升的糖尿病，同时也包括许多过敏性疾病、自身免疫性疾病以及炎症性疾病，而它们的发病原因都具有内在的相似性。多年来，学者们对基因、胃肠道菌群、食物和疾病之间的关系进行了相当丰富的研究和阐述，然而这些学术成果却没能改变大多数美国人的饮食习惯。更加令人沮丧的是，即使如波伦（Michael Pollan）和内斯特（Marian Nestle）这样有影响力的美食作家都没能将饮食多样性和人类基因多样性之间的关联纳入他们的"饮食法则"。对于他们来说，只要教会美国人什么是"好卡路里"，什么是"坏卡路里"就可以了。他们完全忽视了"食物－微生物－基因"之间的关联，而这恰恰解释了为什么不同的人对相同的卡路里会产生截然不同的反应。

相对来说，北美与西欧以外的社会对于食物与文化的地域意识要

---

① 引自一本书，该书名为 "An Epidemic of Absence: A New Way of Understanding Allergies and Autoimmune Diseases"，贝拉斯克斯－马诺夫是书的作者。——译者注

远强于美国人。这就可以说明为什么本书第一版在海外激起的共鸣要远胜于美国国内。在意大利，有超过 50 篇关于此书的研究论文发表，本书的内容也在电视和慢食①圈内被广泛讨论。墨西哥国家文化经济组织（Fondo de Cultura Económica）将本书评选为 2006 年度最佳社会科学译作。我想这种反响上的差异并不源于图书本身，而在于读者。显然，意大利人与墨西哥人对于传统饮食拥有更深的认同感。反观美国，大多数人对传统饮食感到漠然，我甚至有一次听到一名年轻的美国慢食协会工作人员质疑我们到底有没有植根于北美大陆的传统食物！我们绝大多数人都自认为是不同国家移民的后代，并没有相似的遗传基础，因此特殊食物与特殊基因之间的深层交互似乎不太可能在这片土地上发生。

　　然而，无论在国内还是国外，关于营养表观遗传学、进化美食学和生态遗传学的研究都在如火如荼地开展。来自塔夫斯大学（Tufts University）的崔相云（Sang-Woon Choi）和弗里索（Simonetta Friso）将表观遗传学称为"连接营养与健康的新桥梁"。所谓表观遗传（epigenetics），是指环境、营养等因素可能在不影响 DNA 序列和基因组结构的情况下影响基因的表达。崔相云和弗里索认为表观遗传在营养学研究中意义重大，因为各类不同营养素的摄入能够显著改变基因下游的转录产物。简而言之，他们认为传统饮食能够通过这种表观遗传调节机制来更好地保证机体健康。

　　目前，全世界有越来越多营养表观遗传学家在深入阐释这种传统饮食与健康之间的联系。自本书第一版出版之后，大量针对西班牙

---

① 英文为 Slow Food。慢食运动由意大利人彼得里尼（Carlo Petrini）最早发起，最初的目的是反对快餐，后逐渐发展为以保护当地特色作物、传统美食、食物制造技术以及提高美食品位等为宗旨的系统性运动，在全球多地建立有慢食协会。——译者注

裔美国人和美国原住民的健康项目都呼吁大家"回归传统饮食"。来自 Somos La Semilla 食品中心的威金斯-雷纳尔（Rebecca Wiggins-Reinhard）将此称为"草根的回归"，这同时也是科学的文化回归。令我和威金斯-雷纳尔尤其感到鼓舞的是奥罗斯科（Rubi Orosco）所做的努力。奥罗斯科是一位来自德克萨斯非营利组织 Mujer Obrera 的公共健康专家，他曾经如此描述传统饮食与健康的关系：

　　"当人们意识到要吃得健康时，他们潜意识里想到的是一些奇怪的食物，一些他们并不熟悉的东西。事实上，我们只需要回到过去，吃那些养育了我们爷爷奶奶的食物。那是我们无比熟悉的食物，它们早已融入了我们的基因……"

　　医生和公共卫生工作者大多对进化营养学的价值呈开放与包容的态度，大家都力图在传统文化和现代前沿科学之间寻找平衡点。许多实验性研究正在通过饮食介入的方法探究治疗疾病的可能。一些研究表明，与基因合拍的饮食可以逆转诸如糖尿病和动脉粥样硬化等疾病。这些研究为我们提供了一个视角，让我们懂得尊重长期演化所形成的生物多样性，它不仅造就了我们的传统饮食风格，也深刻影响了我们的肠胃。同时，我们应该谦逊地承认，我们必须去读懂——而不是忽视——生物多样性和健康的关系，这不但关系到我们，也关系到我们的子孙后代。

目 录

引　言

我即将带你踏上一趟美食与进化的旅程。这趟旅程将把你带到先祖们的故乡——那里并非遥不可及，而是深深地镌刻在我们的基因以及我们的饮食传承里。我们的饮食偏好、基因以及祖先们的食物，与那片被称为故乡的土地之间始终存在着一种动态联系。

当我们的旅途沿着一个又一个岛屿、一块又一块陆地展开的时候，这种动态联系会慢慢变得清晰而生动。在旅途中的每一个景点，我们都会意识到世界上任何一种民族传统美食都不是由大厨将食材随意堆砌而来的。相反，每一种民族传统食物都反映了一段特殊人群的进化史，我们从中可以看到人们如何通过觅食与交易去获得可使用的动植物，以及人们如何面对疾病、旱灾和瘟疫，而这一切都植根于那个民族固有的家乡。在我们的旅程中，你将看到当这些民族远离自己的故乡，或者受到外来食物的诱惑而放弃传统饮食之后如何备受苦难。同时，我们也希望在旅途中能看到"回归"的喜悦——当基因、文化和饮食合而为一，我们的机体、社会甚至我们赖以生存的土地都将获得最佳的健康状态。

黎巴嫩人在两河流域的沃土上世代耕种，每当品尝黎巴嫩亲戚给我带来的当地传统食物时，我就发自肺腑地感受到这种"回归"。原住民庆祝节日的时候，经常会围绕沙漠营地烧烤野味。这是从遥远的祖先那里传承下来的习俗，远早于第一批殖民者踏上美洲土地。每每看到这样的场面，我都能从中看到那种回归的喜悦。这种切身感受也许是催促我记录这些故事的最大动力：我希望了解这种来自内心深处的愉悦感究竟源于何方。

我自幼生活在一个多种族聚居的城市中。小时候我就对民族传统食物感到好奇。每逢节日，当我走进希腊移民、波兰裔犹太移民、西西里移民（Sicilians）、爱尔兰移民、瑞典移民和墨西哥移民家庭的时候，我惊讶于这些邻居的节日菜单是那么的不一样。长大以后，我接受了遗传学、生态学、人类学和营养学的专业训练。我突然意识到在学术和我的生活实践之间存在着一条清晰的主线，即食物是如何作为一种媒介来反映生物多样性与文化多样性之间复杂联系的。

研究生阶段的一次经历让我深刻认识到不同民族在饮食传统上存在的异同。当时，我和我的朋友受邀参加感恩节宴会。宴会的主人是一个皮马印第安（Pima Indians）大家族，他们世代生活在亚利桑那州凤凰城南部的沙漠中。当家族中的老奶奶正在准备当地的传统美食时，我的朋友阿马德奥（Amadeo）告诉她我来自黎巴嫩。

"哦，黎巴嫩！"她热情地说，"黎巴嫩出产那么多神奇的香料！"

我很惊讶，她居然了解黎巴嫩的传统食物，她女儿向我解释说，她曾经在凤凰城一位黎巴嫩律师家里干过多年的厨娘工作。

她转过身来注视着我，挥动着手里的长柄勺，说："你自己种植香料吗？还是让你的黎巴嫩亲戚带一些给你？要知道，在亚利桑那是很难找到那些东西的。好像我们的传统食物一样，如果没有人去传承，它们就会慢慢消失。到那时候，我们的健康肯定每况愈下。"

那一刻，我突然意识到大多数真正的传统美食都面临困境，尽管它们已经伴随着特殊的文化存在了成百上千年。无论是外来文化的同化，还是本地居民的外迁，当传统食物在某一个群体中消失，同时消散的还有他们的特殊文化，这实在是一种巨大的损失。想要避免这种损失，我们就得搞清楚传统食物的存在价值到底在哪里。

因此，我带你走上这段旅程。我们将穿越记忆的长河，沿着 DNA 双螺旋交织而成的蜿蜒河岸，去找回关于我们的祖先、我们的故乡，以及他们所喜欢与拒绝的食物的记忆。在你我的一生中，都曾经有机会品尝那些属于先祖的传统美食，并且希望将这种传统继续维持下去。我们身上刻画着祖先饮食的印迹，因为正是那些食物造就了今天的我们，而这也是祖先所给予我们的恩赐。

我们身边充斥着形形色色的生物，从植物到真菌，从鱼类到贝类……在这些生物中，有毒的要远远多于可食用的，更不要说美味可口的了。我们的祖先在长期的生活实践中积累了朴素的生态学知识，将美味的食物和有毒的生物区分开来。这些知识不但让祖先们得以从身边复杂的环境中找到安全的食物，同时也是形成民族文化的基石。不同的狩猎技巧和耕作方式决定了不同人群差异化的进化轨迹。除此以外，主要食物的不同很可能给某个群体带来基因层面的变异，使得不同的种族在自然选择方面呈现出异质性。简单来说，由食物介导的自然选择与进化过程的差异在人类基因多样性和社会文化多样性方面都扮演了重要角色。

在这趟旅程中，我们也和祖先们一样身陷险境。我们面临的不只是那些有毒的动植物，还有更深层次的困境。不仅如此，我们同时还要面对基因决定论者所抛出的宿命论和种族主义者所宣传的人种改良①。此外，我们还得问问自己，究竟是什么在诱导我们如此轻易地相信那些所谓的健康食谱会适合所有人，或者有什么东西可以轻而易举地修复你的遗传缺陷。

为了对抗这些威胁、躲过致命陷阱，愉快地走完整个旅程，我将给你一件有力的武器。然而，同任何武器一样，这也是一把双刃剑。应用得当，它将帮助我们披荆斩棘；使用失当，它可能反过来刺伤我们。这件武器是一个被称为 OMIM 的数据库，它的全称是在线人类孟德尔遗传病数据库②。OMIM 数据库由美国国家生物技术中心（National Center for Biotechnology）筹备建设，目前的主编是来自约翰斯·霍普金斯大学（Johns Hopkins University）的麦库西克（Victor McKusick）。OMIM 中收录了大量致病基因，你可以根据自己的兴趣搜寻到那些与某些疾病或者某些症状相关联的基因。同时，你也可以通过 OMIM 的基因图谱工具依照染色体位置寻找致病基因。

OMIM 为我们提供了一个了解人类基因组的渠道，其中真正令我感兴趣的是一组特殊的遗传疾病。这组疾病的共同点是发病与食用某些特殊的食物相关。我将其中部分基因列表于引言最后。它们给予我这样的提示，即在人类进化过程中，这些食物可能与特殊的基因发生

---

① 原文为 eugenics。Eugenics 这个单词通常直译为优生学。但是在英文中 eugenics 带有贬义，通常指代滥用武力和技术手段达到非医学目的的生育选择，人们也经常将这个单词和纳粹的种族灭绝直接联系起来。而优生学在汉语语境中往往不是贬义词，比如很多医院设有优生门诊，其意义是借助科技手段降低出生缺陷率，属于医学预防和治疗的范畴。由于两者语境不同，因此在这里没有采用优生学这一惯翻译，而是译为"人种改良"。——译者注

② OMIM 的英文全称是 Online Mendelian Inheritance in Man，它是目前最权威的单基因遗传病在线数据库。来自全球的生命科学和医学工作者都在使用该数据库进行检索和查询。OMIM 中既包括对遗传疾病的描述，也包括对致病基因的描述。OMIM 的描述通常是对大量文献的引用，经常出现矛盾或者模棱两可的信息，因为 OMIM 的宗旨是反映对于某个基因或者某种疾病的研究全貌。这也就是作者在下文中说深入阅读评论带来困惑的原因。OMIM 是一个完全开放的数据库，下文中以及本书中提到的基因都可以直接在该数据库中查到。OMIM 数据库的网址是 http://omim.org。——译者注

复杂的交互作用，而这种复杂性远远超出我们的想象。

　　为了编制这张列表，我必须深入阅读 OMIM 网站上关于这些基因的详细描述与评论。可这一阅读过程却意外地让我感到迷惑。例如，很多遗传学家确信找到了导致醉酒的基因以及能够介导酒精耐受的基因，这似乎可以解释为什么有些人一喝就醉，而另一些人则从来不会喝醉。然而，当我进一步阅读关于这些基因的研究和论述，却发现事情并不是那么简单。个体耐受酒精的能力远不是用一个基因就可以解释的。这种能力还受到许多其他基因的调控，并且与不同的社会文化相关。

　　更令我感觉惊奇的是 OMIM 中居然还有一个可以导致蔗糖不耐受的基因。我很怀疑这样的基因是如何存活到今天的——要知道这个时代的大多数食品及用品都包含蔗糖成分，包括我们每天都在用的牙膏。另一个类似的基因被描述为引起乳糜泻的罪魁祸首，其原因在于它可以介导麸质不耐受。如同酒精中毒一样，深入阅读 OMIM 会发现乳糜泻也并不是一种单纯由某个基因突变而导致的疾病。正如麦库西克在 OMIM 中所描述的，乳糜泻也被称为麸质过敏性肠病，是一种影响小肠的多因素疾病，通常由遗传因素和环境因素共同作用导致。

　　穆尔（David Moore）在《具有依赖性的基因》（*The Dependent Gene*）一书中强调，公众对"环境因素与遗传因素共同作用"这句话的理解存在很大的偏差："我们刚刚跨入 21 世纪门槛时，关于基因的报道层出不穷，我们似乎找到了很多与某些生物学特质或者疾病相关的基因[1]……不幸的是，这些激动人心的发现在媒体报道的过程中发生了理解偏差，导致公众误认为基因是决定生物学特征的唯一因素。事

---

[1] 这段话所反映的是 20 世纪末至 21 世纪初完成的人类基因组计划为当时科学界，尤其是生命科学界所带来的巨大影响。这一里程碑式的科学事件也获得了社会的广泛关注。——译者注

实上，所有这些生物学特征都是由基因与环境的相互作用而决定的，几无例外。"

在 OMIM 数据库中，我检索到分散于 16 对染色体上的至少 26 个基因与不同的环境因素存在明显交互作用。说得更具体一些，这些基因与世界上某个特殊地方的特定传统食物存在紧密联系。在这些基因上存在许多多态性位点（polymorphic）①，它们通过不同的形式和特定食物产生关联。在某些情况下，特定基因与特定食物的组合能够帮助某个种族免受感染性或者营养性疾病的困扰；在另一些情况下，基因–食物的组合可能消灭某个特定的等位基因，而那些携带其他等位基因的个体则能够存活下来。

对于在大学里学习过遗传学并且作为共同作者撰写过多篇与野生植物遗传学相关论文的我来说，这种事情并不难理解。我知道，人体内的部分基因编码某些在代谢过程中发挥特殊作用的酶。基因的改变可以导致酶结构的改变，从而影响酶的生物活性，并进一步表现出不同的表型特征。遗传基因多态性决定一些人拥有正常水平的酶以维持正常代谢，而另一些人则可能缺乏足够的酶。不得不承认，作为一个注意缺陷多动障碍②患者，我体内的多巴胺水平与正常人相比就非常不稳定；同时，我还是红绿色盲③患者，一个编码基因异常导致我的视锥细胞存在缺陷。研究人员通常认为这些酶功能异常的人存在某种"遗

---

① 经典的多态性位点通常指在基因上存在这样一些核苷酸位点，不同的人群或者个体在该位点上的核苷酸可能不同，然而并不导致特定疾病的发生。简单来说，与标准 DNA 序列相比不一样的位点，但是又不是已知的致病位点，在正常人中有一定的发生概率，这种位点就被称为单核苷酸多态性位点（SNP）。在人类基因组中存在大量 SNP 位点。广义的多态性指人类基因序列上存在的核苷酸差异，这种差异既可能是致病的，也可能是与某些疾病易感性相关的，或者是目前看来完全没有意义的。基因组上的多态性位点与致病位点经常没法截然分开，本书中所说的多态性位点通常指广义的多态性。——译者注
② 注意缺陷多动障碍（ADHD）是标准的精神科诊断病名，民间通常俗称此病为多动症。——译者注
③ 红绿色盲是一种常见的 X 连锁隐性遗传病，其致病基因位于 X 染色体上，具有传男不传女和隔代遗传的经典 X 连锁隐性遗传特点。——译者注

传缺陷"（genetic disorder），这些基因缺陷可能导致他易患营养失衡、情绪不稳定，甚至心脏病和癌症等疾病。

然而，这些功能异常一定是"缺陷"（disorder）吗？假如某些人因为缺少某种酶而对疟疾这样可怕的传染病产生免疫力，那么这种酶的缺失还是"缺陷"吗？在过去的上万年里，疟疾一直是地中海地区最令人恐惧的传染病。蚕豆病患者体内的某种酶存在缺陷，但是这种"缺陷"却让他们拥有了抵抗疟原虫感染的能力。那么对于生活在地中海地区的人来说，蚕豆病到底是一种遗传缺陷还是一种保护机制呢？同样的道理，如果某种基因产物只有在经常食用某些特殊食物的情况下才产生作用，那么这种基因缺陷被定义为"遗传缺陷"是否也不那么合理呢？

我从中获得的启示是，一些被科学家简单归结为"遗传缺陷"的基因变异事实上被描述为特殊的环境适应力可能要更合适些。这种基因层面的变异帮助我们更好地适应特定的生活环境以及食物。我并不是唯一对于"遗传缺陷"这一简单定义产生怀疑的生物学家。今天，来自不同学科的许多科学家们都倾向于认为这种基因与食物的交互作用应该更多地被认为是一种适应过程，而区别于所谓的遗传缺陷。这些科学家将这一研究领域定义为营养生态遗传学（nutritional ecogenetics），而那些利用高科技手段研究基因与食物关联并且从中寻找商机的人则用营养基因组学（nutrigenomics）来命名自己的专业。

就如我们日常食用的食物那般千差万别，这个地球上的人也并不可能携带完全相同的基因。在已知的基因多态性位点中，大约85%的位点与种族无关，而15%的位点则可以用于反映不同人群和种族的差异。简单来说，这是一种印迹，这些印迹体现了我们生活在不同地方的祖先面对不同的环境、食物和疾病所遗留下来的自然选择结果。尽管有许多不同的方法来区分不同的种族，但语言依然是最常用、最简单的一种定义方法。今天，全世界大约有 6 500 种语言在不同的人群中被使用（尽管这一数字在 21 世纪末可能会减半）。每一种语言对于食物、食物的采集和食物的烹饪都有不同的描述方法，并且使用特殊的词汇来命名人们所喜欢的传统美食。

所以，在这趟曲折的旅程中，我们将探索遗传多样性是如何与传统饮食多样性发生交互联系的。这将涉及食物的获取、加工和食用方法。尽管某些基因与传统食物之间具有特定的联系，一些基因变异也能够帮助我们适应特定的环境，但是许多科学家对于单纯用进化选择来解释我们今天表现的生物学特性和我们餐桌上的常见食物表示怀疑。在进化的过程中，许多基因突变都是随机发生的，这些变异对于我们的生存也许根本没有任何影响，只是随着世代繁衍被固定在我们的基因组里而已。类似的，虽然有些传统食物对于我们适应生存压力非常重要，然而另一些传统食物也许只是因为美味而流传下来，仿佛奶油蛋糕上的裱花一般。

尽管如此，科学家们还是认为传统食物与我们的健康之间存在深层次的依存关系，并且与进化过程息息相关。那些研究两者之间关系的科学家自称为"达尔文主义美食学家"（Darwinian gastronomists），不过我认为将他们称为"进化美食学家"（evolutionary gastronomists）更合适一些。须知，基因与饮食之间的联系并不是达尔文时代所具有的认识；同时，这些可能在 1 500 年内发生的适应性改变也与达尔文所描述的生物进化不太相同。

如果你想问这些事情到底和你有什么关系，那么答案取决于你所携带的基因。评价基因、饮食和文化三者之间联系重要性最直接的方法莫过于考察当远离自己的文化传统、放弃自己的传统饮食之后，有多少人会面临疾病甚至死亡的威胁。如今，有 1 亿人患有成人起病的糖尿病，这是一种营养性疾病，某些种族所携带的基因让他们更容易患上糖尿病。全世界一共有大约 28.5 亿人患有乳糖不耐受，约占全球人口总数的一半。具有遗传易感性的食物过敏影响不少于 2 亿人。至少 1 亿人患有一种被称为 G6PD 的酶缺陷疾病，这些人不能食用蚕豆，同时也不能服用某些药物，否则将会引起溶血。大约 5 000 万欧洲人和欧裔美国人患有同型半胱氨酸血症，这种疾病将增加他们罹患心脏病的风险，除非他们经常食用蔬菜等富含叶酸的食物。如果再算上酒精不耐受、麸质过敏、果糖与麦芽糖不耐受等所有与某种特殊食物相关的"遗传缺陷"，那全世界超过 3/4 的人都携带了某种所谓的"遗传缺陷"。了解这些数据之后，也许你不会再纠结于想知道自己到底是否携带了某种"缺陷"，因为即使你携带了这些遗传变异，你也无非和世界上 3/4 的人一样——统计学告诉我们，说 3/4 的人都存在缺陷显然缺乏合理性。

要深入理解基因、食物与文化之间的交互作用，我们就要走进那些特别的群体，倾听他们的故事，以了解这种联系如何让他们身陷困境，又如何帮助他们远离疾病。我们将回溯历史，寻找记忆中自然环境与人类进化之间的关系。这本书中的很多故事都发生在岛屿上：爪哇岛（Java）、巴厘岛（Bali）、克里特岛（Crete）、撒丁岛（Sardinia）以及夏威夷群岛（Hawaii）。这是因为岛屿具有先天的区域隔离优势。在这些岛屿上，种族特点相对保留得更好。而在其他区域，由于人群流动性的增加以及跨种族婚配的普遍性，遗传学与文化上的特征也就变得相对模糊起来。在这些岛屿上生活的各种稀奇古怪的动植物决定了当地人拥有相当独特与令人好奇的食物选择。

在为这趟旅途做最后准备的时候，我发现自己为不同群体间基因的差异以及这种差异与每个群体的特殊饮食产生联系的方式而感到惊奇。如果我带一点哗众取宠的意味，或者用标题党们的手法来做任何夸大性的形容，那么我保证你根本就不会相信这些故事。这些故事提醒我意识到人类在遗传、饮食和历史文化上存在极大的差异性。这趟旅程将用事实来为你讲述这种多样性，并且我希望这能为我们提供一个深刻的警示——那种认为改造基因可以使得人类免受疾病威胁的想法与做法是令人担忧的，这也许会为我们和子孙后代带来其他方面的问题。

人类基因组中部分与饮食存在显著交互作用的情况

疾病/适应因素	基因定位（染色体位置）	地域分布	诱发因素
酗酒；酒精中毒	许多染色体区域与此有关，其中包括4p, 4q22, 17q21, 11q23, 11p15, 22q11	广泛分布；美洲原住民，亚洲人，澳大利亚人	发酵的谷物和植物
乙醇脱氢酶（ADH2）	4q22, 11s	广泛分布；美洲原住民，亚洲人，澳大利亚人	发酵的谷物和植物
乙醛脱氢酶变异体（ALDH1Aa）	9q21	广泛分布；美洲原住民，亚洲人，澳大利亚人	发酵的谷物和植物
乙醛脱氢酶变异体（ALDH2）	12q24	日本，中国，南美洲	发酵的谷物和植物
肌萎缩性侧索硬化－帕金森－痴呆综合征（ALS-PD）	17q21.1	关岛，纪伊半岛	苏铁种子，孤蝠
载脂蛋白A	11q21	欧洲和其他一些区域	植物和动物脂肪
载脂蛋白B	2q24	欧洲和其他一些区域	植物和动物脂肪
载脂蛋白E（ApoE2）	19q13	广泛分布，尤其在地中海区域	植物和动物脂肪
乳糜泻（麸质过敏）	6q21	欧洲，北美洲	小麦、黑麦、大麦的麸皮

（续表）

疾病 / 适应因素	基因定位（染色体位置）	地 域 分 布	诱 发 因 素
细胞色素 P450（香豆素 7-羟化酶）	19q13	存在很多变异；亚洲中部，中国	富含香豆素的草药、蔬菜和水果
2 型糖尿病（NIDDM）	许多位点与此相关，包括 2q32, 11q12, 13q24, 17q25, 20q 等区域	广泛分布；美洲原住民、澳大利亚人、波利尼西亚（Polynesia）人	快餐食物、缺乏膳食纤维的食物
二糖不耐受（果糖-异麦芽糖吸收障碍）	3q22～q26	美洲原住民，包括因纽特（Inuit）人、格陵兰人和西伯利亚人	牛奶、果糖、高浓度的麦芽糖
范可尼-比凯尔综合征	3q26	散布；瑞士阿尔卑斯地区，日本	半乳糖
果糖不耐受	9q	不列颠群岛	水果
葡糖-6-磷酸脱氢酶（G6PD, 蚕豆病）	Xq28	地中海	蚕豆、抗疟药，一些草药
同型半胱氨酸血症	许多位点，包括 21q22	广泛分布；欧洲，美洲	维生素 B_{12}
同型半胱氨酸尿症	21q22, 5p15	欧洲北部，不列颠群岛	叶酸（来自绿色植物和豆类）缺乏
胰岛素抵抗	11p15	广泛分布；美洲原住民、澳大利亚人、非洲人	快餐食品、缺乏膳食纤维的食品

（续表）

疾病/适应因素	基因定位（染色体位置）	地域分布	诱发因素
乳糖不耐受	2q21	欧洲北部和阿拉伯，非洲部分地区人群能充分耐受乳糖；除此以外的其他地区都存在乳糖耐受缺陷	乳制品
苯硫脲味觉（PTC tasting/PROP tasting）	5p15	广泛分布，存在很多变异	辣椒、奎宁、苦味的药物
白蛋白A	4q11，7号色色体	存在很多变异；亚洲中部的 Eti Turks，美洲的阿萨巴斯卡人（Athapaskan）和犹他–阿兹特克人（Uto-Aztecan）	富含香豆素的植物和药物，比如华法林草和鼠尾草和华法林
转铁蛋白	3q21	非洲，尤其是津巴布韦	食物中缺乏维生素C和铁

注：
① 第 1 栏列举了某种临床表现或者医学诊断的通用名称。括号中的名称相对更为学术，更为正式。虽然大多数医生都将它们认为是某种疾病，但是其中许多可能是与环境和食物相关的适应行为。
② 第 2 栏表述的是基因所在的染色体位置。有一些疾病有明确的染色体定位，有一些疾病只是疑与染色体的某个区域相关。例如，*ALDHIA* a 位于 9 号染色体长臂 2 区 1 带位置，即写为 9q21。可以从 *OMIM* 数据库中找到更详细的描述。
③ 第 3 栏试图列举全人类中携带某个特定等位基因的所有人群。表中"美洲原住民"代表美洲印第安人，因纽特人和其他相关人群，而"美洲"则表示包括欧裔，非洲裔和亚裔在内的所有美洲人。
④ 第 4 栏列举了部分与该基因存在相互作用的食物与药物。这种交互作用可能影响携带者的健康状态。请注意，在任何情况下任何单一的基因都不是导致酗酒或者醉酒的唯一原因。类似酗酒或者醉酒等情况往往和多个基因的共同作用，以及生活环境，社会文化和个体发育等多种情况等多情况相关。

第 1 章

探寻隐藏在我们体内的历史记忆

在开始这趟旅程前，我将首先带你前往那片熟悉的沙漠——因为正是在那里，我感受到这次旅行的意义。在那片沙漠里，我真切地意识到那位皮马印第安老奶奶所说的话：传统食物的消逝为何能够影响一个民族的身体健康。

园艺师加布里埃尔（Gabriel）是我的好朋友。正是通过这位皮马印第安朋友，我第一次见识到不同种族对同一种食物所能产生的迥异反应。当时我并不了解这些不同的反应如何与基因、环境和文化之间的复杂交错互相联系。日后我知道，这种联系既可能带来悲惨的结果，也可能带来正面的效应，而在某些情况下，仅仅是产生一些有趣的现象。尽管加布里埃尔的离去是不幸的，他向我展示了饮食改变将我们带入的悲惨世界；但他同时也用蕴含着深刻哲理与启示意义的人生为我开启了通向光明世界的大门。

"嘿，我的白人朋友，能不能请你抽空帮忙给我 Ak-Chin 村的兄弟们运些吃的东西去？"

"当然，没问题！要我帮你送什么，意式比萨饼还是印式烤面包？"

"奶粉，一大堆奶粉！把它们装到你的皮卡车上吧！"

这些奶粉来自联邦政府的一项食品资助计划，该计划每月为本地的低收入家庭提供一些免费食品作为补助。符合条件的居民一般需要凭自己的证件到指定场所去领取食物。由于加布里埃尔参与了当地的营养项目，因此他的办公室总是能够获得一些不同的食物。有时候我们会将这些食物分发给那些居住在偏远地区、无法到城里来领取食物的朋友。我们甚至会驱车前往墨西哥，将这些政府资助的食品发放给居住在边境线南边的印第安朋友。其实我一点也不喜欢政府提供的这些油腻的牛肉罐头、白面粉、像天鹅绒般的奶酪，这不仅仅因为这些都不是传统的印第安食品，还因为这些都是富含糖或脂肪、缺乏纤维素的食物。对于那些早已被营养相关疾病困扰的美国原住民来说，吃这些食物简直就是雪上加霜。

在这些食品中，奶粉也许是相对最健康的一种。因此，尽管并不那么情愿，我还是帮加布里埃尔把几大箱奶粉装上皮卡的车斗里。随后，我们在那个怡人的春天早晨沿着蜿蜒的小路出发前往 Ak-Chin 村。

到达村庄后，加布里埃尔让我把车停在棒球场边。许多年轻人正在球场里认真训练，为即将到来的一场棒球比赛做准备。加布里埃尔跳下车，走到其中一名年轻人旁边用当地话交谈了几句，然后回到车边对我说："来吧，白人朋友，我们就把箱子放在这里。帮我一起把它们搬下来！"

我不是很理解他的意思："你是说把箱子放在这里，然后让这些人把奶粉搬回家去？为什么不直接开车把奶粉送到他们家里去？"

加布里埃尔大笑起来："不不不不！他们用不着这些东西。奶粉放在他们家里只能等着变质然后被扔掉。你难道不知道，他们长期以来都不从救济站领取奶粉！但是他们今天晚上的棒球赛需要一些奶粉。"

"他们难道要在棒球比赛中分发奶粉给观众？"

"不，我的朋友！你看，这片棒球场上长满了野花、野菜，这些东西遮盖了地上的标记，垒线已经看不清楚了。我们需要用这些奶粉来划清垒线，从遍地的野花中区分出内野。你难道忘了，我们这些人都不能喝牛奶，哪怕是加工过的奶粉。给我喝奶粉那不是在要我的命吗？我们的肚子马上就会胀气，好像吹气球一样。我们印第安人都患有乳糖不耐受。"

乳糖不耐受，我自然听说过这个名词，并且听说很多印第安人患有这种疾病。但是，我从没听人在面前直接谈论过这个话题。多年以后我才知道，乳糖不耐受并不是印第安人特有的疾病。乳糖是牛奶和几乎所有乳制品中所含的主要糖类。关键在于，乳糖是一种不能被直接吸收的糖类。乳糖需要被分解为更简单的葡萄糖和半乳糖才能被进一步吸收，这一分解过程需要一个关键酶的参与：乳糖酶[①]。如果缺乏乳糖酶，乳糖将无法分解，摄入的乳糖就会聚积在肠道里，一方面吸收水分引起渗透性腹泻，另一方面提供产气细菌繁殖的温床，造成大量细菌繁殖，从而引起腹胀。

母乳中也含有乳糖，大多数婴儿在出生后都具有消化吸收乳糖的能力。但是，这种能力在断奶后则可能减弱甚至消失。全美超过 3 000 万人——包括一些新近移民过来的亚裔和非裔后代——在断奶后的很

[①] 本书中很多内容都和酶有关。酶是生物体内一类具有催化活性的蛋白质。不同的酶参与不同的化学反应，其共同特点是具有高效的催化活性、具有高度特异性（即特定的酶催化特定的反应）、可以受到其他因素的调节。酶本身是一种蛋白质，其蛋白质结构和酶的催化效能密切相关。如果编码酶的基因在关键位置存在某个或者某些碱基突变，则可能造成酶活性降低甚至完全失活。同时，由于酶具有催化特异性，体内如果缺乏某种酶则很可能因为没有其他酶来替代而产生生理代谢紊乱或者改变。理解本书中提到的许多问题都需要了解酶的基本概念。——译者注

长一段时间里体内乳糖酶的活性会逐步降低，最终完全丧失消化乳糖的能力，表现为乳糖不耐受。我意识到自己可能是亚利桑那州少数在成年期依然拥有完全乳糖酶活性的人之一。在加布里埃尔的皮马和帕帕戈（Papago）印第安同胞里，在 4 岁时表现出乳糖不耐受的占同龄人群的 40%，在 5 岁时表现为乳糖不耐受的占同龄人群的 71%，在 7 岁时表现出乳糖不耐受的约占同龄人群的 92%，而到了 8 岁，这个数值是 100%。只要喝上 4 盎司鲜奶，这些人就会出现腹胀和消化不良的症状，严重病例表现为肠痉挛与腹泻。

30 年前，人文地理学家西蒙斯（Frederick Simoons）注意到乳糖不耐受与人群分布存在明显相关性：来自欧洲、小亚细亚半岛（Asia Minor）和北非的牧民后代能够很好地耐受乳糖，而世界上的其余人群则缺乏乳糖酶。大约 1 万年前，DNA 序列上的一个突变[①]在地理相对隔离的北欧人群中发生，这一突变使得他们获得了分解乳糖的能力，其直接好处是这些携带突变的人可以通过牛奶来摄取丰富的营养。通过种族间的通婚，这一突变得以在其他人群中传播——当然，这种突变也可能在其他种族中独立发生。

无论突变本身是如何产生的，携带这一低频突变的人群能够在成年后依然拥有消化吸收乳糖的能力，这使得他们可以更好地适应以放牧为主的生活，并且将鲜奶作为主要的营养来源之一。目前认为，这些人开始可能只是象征性地饮用少量鲜奶，或者食用发酵的鲜奶产品，比如酸奶或者奶酪——在酸奶和奶酪中，大部分乳糖已经被细菌分解

---

① 原文为 mutation。本书中很多地方都涉及基因突变这一概念。基因突变是指 DNA 序列发生改变。突变这一定义往往带有"致病"含义，例如，某基因突变导致某种疾病。目前，有一种倾向是将 DNA 序列的改变称为"变异"，并且定义了多种不同的变异性质，例如致病的变异、意义不明的变异、不影响功能的变异等。在本书的翻译中，考虑到不同的语境，会交替使用突变和变异这两个名词，其意义是相同的。——译者注

为更容易吸收的糖。这些能够耐受乳糖的人由于更容易获得营养丰富的食物，就更可能在复杂环境中生存下来。这种自然选择仅仅经历了 15 代，就使得人群中的乳糖耐受频率获得了惊人的增长。

DNA 序列上两个碱基的简单变异使得这些牧民后代在年龄增长后依然能够保持足够的乳糖酶活性。从进化生物学的角度来看，乳糖不耐受的封印似乎是突然之间被解除的，这显然与社会发展相关。在非农社会中，乳糖不耐受通常是伴随婴儿断奶逐渐发生的，这是一种内在的调节机制。一个明显的例子是猎人与牧民的区别。与牧民相比，猎户通常都没有丰富的食物储备。特别是在荒蛮之地，食物供给随着季节变化而变化，猎人需要适应复杂的环境来维持生活。狩猎民族的婴儿往往会更早断奶，乳糖不耐受则在此过程中发挥了调节作用。较早产生的乳糖不耐受可以让婴儿更早对母乳产生抵触，不至于消耗母亲过多的能量储备，并且能使母亲腾出手来参与狩猎活动。这也可以让母亲更早地恢复生育能力，因为哺乳本身会抑制生育力。简单来说，猎户家庭孩子的出生间隔更短，但是婴儿死亡率也相对较高。

与之相反，在牧民家庭中，只要有良好的牧场用以放牧，就能保证每一个孩子都获得足够的鲜奶制品以维持生长需要。耐受乳糖成为获得更好营养摄入的必须前提。因此，你是否能够耐受乳糖取决于你的先辈在多久以前开始进行畜牧生产，以及你的祖先在多大程度上通过牛奶或者羊奶摄取足够的营养。

我曾经和饮食心理学家罗津（Paul Rozin）就乳糖耐受的社会学基础交换过彼此的观点。罗津在宾夕法尼亚大学工作，我见到他的时候他在纽约，当时他正在为一个基金会从事为期一年的工作。罗津是一个中等身材但是仪容威严的人，他在世界多地研究过饮食文化，并且和他的前妻伊丽莎白（Elisabeth Rozin）一起形成了一套关于饮食文化的流行理论。我们那天所探讨的是一个关于适应的奇怪现象。在某些情况下，某个社会群体对于食物的选择能够改变与生俱来的生物学特性，并且由此带来遗传物质层面的适应。我们习惯性地以为生物学特性是具有统治力的——我们所携带的遗传物质决定了我们的食物选择，如果某种饮食行为与生物学特性相抵触并且不利于我们的生存，那么我们就会舍弃它。也就是说，生物学特性决定了我们的社会行为。

然而，罗津却指出，这一由生物学指导社会行为的认识也可能在某些情况下被逆转。尽管我们并不了解整个历史演化过程，但是我们看到了事情的结果。由遗传物质变异所控制的乳糖耐受提示我们，饮用鲜奶和乳制品形成了一种选择压力，这一压力导致了基因的改变和选择。因此，从社会习惯指导生物学特性也是可能的。（P. Rozin, 1982）

罗津的进化理论乍看起来似乎有些荒谬，但是这一理论的意义并没有被学界忽视。在畅销书《基因组学》（Genome）中，科普作家里德利（Matt Ridley）是这样解释的：罗津所提供的证据表明，人类先适应了以畜牧为主的生活方式，然后才逐渐发展出对乳糖的耐受能力以适应这种生活方式的改变……这是非常有意义的发现。这为我们提供了一个社会进化影响生物学进化的实例。基因可以在无意识的情况下被诱导改变，当然这需要相当长的时间。当人类开始进入畜牧时代，我们也同时为自己制造了一种特殊的进化压力。

在我们面对这一自己制造的进化压力之初，人群中的基因突变频率非常低，事实上当时人类是在奶制品和乳糖不耐受之间艰难地挣扎。然而，随着奶制品摄入的增加，这些人将获得更丰富的营养，拥有更强的体魄与生育力，从而在经历世代更替之后，逐渐在人群中表现出自己的优势。随之而来的就是人群中乳糖耐受比率的增高。

因此，加布里埃尔和 Ak-Chin 棒球队的伙伴们把奶粉用于描画棒球场的垒线，而不是冲一杯奶补充营养的根本原因深藏在民族文化和遗传历史中。直至近代，他们身体中的各个零件依然是为在恶劣沙漠中狩猎所准备的。他们的祖先不曾在广袤的田野上放牛牧羊，乳糖不耐受正是他们体内所残留的关于进化的隐秘记忆。

　　祖先们留给我们的另一个隐秘记忆同样与皮马印第安人有关，并且加布里埃尔依然是故事的主角。不同之处在于，这是一个悲伤的故事。我从不曾意识到我们对食物的不同反应会带来如此严重的后果，直至我被加布里埃尔的早逝而震惊。加布里埃尔是第一个和我共事的美国原住民，并且我们曾经那样亲密无间。他的逝世令我感到无比悲伤。在他离去以后的很长一段时间里，面对我们曾经共同享用过的食物，他的面庞总会不经意地浮现在我面前。他那头乌黑浓密的长发、天生的幽默感、肆无忌惮的大笑、对朋友和家庭的忠诚友善，以及对故乡的眷恋与热爱似乎都历历在目。

　　加布里埃尔出生在一个皮马印第安家庭中，他和海斯（Ira Hayes）①出生在同一个位于吉拉河（Gila River）流域的印第安部落中。海斯是二战时期的硫磺岛战斗英雄。不幸的是，战争结束后几年，海斯醉酒后跌入一条水渠溺死。与海斯相似，特殊的基因与环境作用令加布里埃尔对于酒精特别敏感，并且更容易患成人起病的糖尿病。今天生活在吉拉河流域的印第安成年人中，大约有一半的人都是糖尿病患者。

　　我经常和加布里埃尔一起为沙漠印第安人定居点的老人做园艺方面的工作，比如搭围栏、种点农作物等。但是我从没真切体会到这种

---

① 美国二战期间硫磺岛战役的印第安战斗英雄。他也是皮马印第安人。吉拉河流域位于美国新墨西哥州，这是一片以沙漠为主要地形的区域，该地是皮马印第安部落的聚居地。——译者注

疾病易感性意味着什么。肤色和种族从不曾成为我们之间的隔阂。在那些日子里，我甚至觉得我们仿如亲兄弟一般，我想这也是他的感受。毕竟，那是二十几岁的青春年华，我们似乎都有用不完的力气，任何困难都难不倒我们。我们白天在庭院里努力工作，晚上则出去逍遥快活，在印第安乐队永无休止的波尔卡、空比亚、华尔兹或者波莱罗舞曲的伴奏下和舞伴们整夜地跳舞。天蒙蒙亮才离开舞厅，吃一大堆"夜宵"，再狂饮一通啤酒。

我们为自己的狼吞虎咽寻找借口，显然这是我们辛苦劳作的需要与犒劳。在农忙时节，我们不得不花费双倍精力去工作。尽管我们两人都已经超重了，但由于总是从事繁重的体力工作，我们自以为依然走在健康生活的轨迹上。我们偶尔参与当地营养学家举办的学习班，教授居民通过食用更多本地食物来预防糖尿病。基于这些经历，我知道加布里埃尔很熟悉那些传统食物。尽管他的很多亲戚早就不吃这些食物了，不过他依然会吃一些。在我和他一起工作的头两年里，我从不担心加布里埃尔会成为一个糖尿病患者或酗酒者。

当我意识到加布里埃尔友善的个性居然会造成不良后果已经为时过晚。我们有一些喜爱喝酒的朋友，有时候加布里埃尔会和他们一起痛饮一番，之后有好几天都看不到他。每当他带着宿醉未醒的脸庞略感沮丧地回来工作，总会抱怨酗酒给他的家庭以及工作带来的麻烦。有一段时间，他坚持长跑，并且避免和那些朋友一醉方休。正是在那段时间里的某天，我邀请他到我家参加一次聚会。他很早就来帮我布置桌椅并准备冷饮。一切收拾停当后，他把我拉到一边对我说："嘿，朋友，我……我希望晚上你能盯着我点，行吗？"

"盯着你？盯着你干什么？看你跳舞吗？"

"不，不，我的意思是，如果你觉得我喝得太多，或者吃得太多了，就提醒我一下，成吗？我总是不知不觉地就不行了，我自己根本意识不到，所以得有人盯着我……见鬼，我实在不知道到底怎么对你说。这样说吧，尽管你总是和我们印第安人打成一片，但是我想你并没有意识到我们之间还是不一样的。"他变得有些悲伤，轻声地继续说，"你可以整夜和我们在一起，但是我们所经受的却与你不同。"

隔阂似乎突然在我们之间出现。我说："你的意思是，我们对酒精的感受不同？"

"你知道，其实并不是喝多少啤酒的问题……对我们来说，就像进入了另一个完全不同的空间。我们是自己进去的，但是一旦进去了就再也不想出来。别误会，我可不是有意想在晚上喝得酩酊大醉，无论如何稍微盯着我点，怎么样？"

话说至此，他马上转移了话题。当天晚上我并没有对加布里埃尔过多地关注什么，而他也并没有暴饮暴食。但是仅仅过了几个月，加布里埃尔就不得不在聚会和宿醉之余经常往医院跑。在生命的最后一年，他的肝病已经很严重，血糖也控制得非常糟糕。由于过度酗酒，他还患上了胃溃疡。我最后一次见到加布里埃尔是在一间简陋的印第安诊所里，他全身都插满了管子，处于心电监护仪的严密监测下。住院之前，他剪去了长发，当时他的体重已经直线下降。空气中充满着无奈的气氛，不仅因为他的健康每况愈下，更糟糕的是他才十多岁的女儿也面临着相同的问题。

"*Shap a'i masma, ñ-nawoj*？"我用当地话向他问候，但是当时我并不知道这句"怎么样，朋友"居然是我问他的最后一句话。

"我不知道。我甚至不知道自己还能活多久……"他停顿了一下，接着蠕动着干燥的嘴唇，"记得我曾经对你说过的，在你家举办的聚会上，还记得吗？我们这些在沙漠中土生土长的印第安人是不一样的。

无论酒精还是糖尿病，都是令我们难以承受的打击，不是吗？"

我忍受不了继续听他讲下去，于是打断他说："别这样，朋友，乐观点。"我试着鼓励他，不过连我自己都感到我的解释是苍白的，"这不是你的问题。在我家里也有酗酒的人……很多家庭里都有。住在这里不代表你就无法康复，情况会慢慢好起来的。"

"请你听我说，好吗？"他费力地轻声吐出一个一个词语，那种深深的伤感是我从未感受过的，"我只是想告诉你，它们是最终杀死我的元凶，也是杀死我的族人的元凶。我只是想知道，为什么我们之间会如此不同？为什么那么多印第安人最终都像我一样被酒精和糖尿病折磨而死？"

他转过身去面朝墙壁，此后我再也没能凝视他的双眸，泪水夺眶而出。我走出病房，从诊所的后门快速离开，漫无目的地在沙漠中穿行，直到泪水被吹干。没过多久，加布里埃尔就离开了人世。

加布里埃尔去世后，我在很长一段时间里都与他的妻子保持着联系。我希望做一些事情来纪念他，因此每逢他的忌日，我都会在部落中开设讲座，教授大家关于传统饮食、园艺和健康相关的知识，并且用他的名字来命名这些讲座。我依然感到悲伤，我觉得自己没能给予他应有的帮助。我一度滴酒不沾，差不多有一年的时间。但是在另一方面，我似乎又有些气恼加布里埃尔。尽管这似乎显得荒诞，然而我痛恨他放弃了自己的斗争，带着泪水的痛恨。

什么斗争？一场为自己正名的斗争。印第安人经常被贴上醉酒、肥胖、懒惰、无业、暴饮暴食、糖尿病患者等贬义的标签。那些不熟悉加布里埃尔的人很可能用这样丑陋的字眼来总结他短暂的一生。不过事实上，确实有许多印第安人既不喝酒也不会无节制地暴饮暴食，他们保持着健壮的体魄，并且在日常饮食中经常性地吃一些传统食物。

　　尽管加布里埃尔的离去令我思绪烦乱，但是我确信自己最想了解的还是加布里埃尔最后向我阐述的事实：就好像不能喝牛奶一样，快餐与酒精对这些印第安人的不良影响可能要远大于这些食品对其他美国人所造成的影响。高热量的垃圾食品从来不是有益的东西，只是对一些人来说害处尤为明显。低浓度的酒精或者少量的糖就可能对一些人的生理代谢产生毁灭性的打击，而我们其他人则能完全耐受这些酒精和糖。

　　这种更容易受某些外界物质影响而引发疾病的情况在医学上被称为"遗传易感性"。也就是说，类似加布里埃尔这样的人并不一定会患上糖尿病、乳糖不耐受或者酒精中毒，但是他们对于这些疾病具有更高的易感性。这是一种遗传基因与生活环境的交互作用，这种作用最终使得这些人的健康更容易被高糖饮食或者酒精所损害。当然，他们同样可以通过改变生活方式来避免此类疾病的发生。

　　目前已经有充足的证据证明不同人群在摄入糖和酒精后，其生理代谢和心理感受都存在巨大的差异。对于加布里埃尔这样的皮马印第安人来说，位于 4 号染色体和 11 号染色体上几个基因的改变使得他们更容易患上酒精依赖，这些基因涉及多巴胺代谢和乙醇脱氢酶代谢的调控。

　　根据我所掌握的资料，可以非常明确地说，摄入同等水平的酒精对于不同个体和不同种族所产生的影响存在显著差异。这种差异导致酒精在不同个体间的吸收与降解速度呈现出明显的异质化，由此导致的结果使得一些人在饮酒后更容易产生愉悦感，并伴有心跳加快、颜面潮红、四肢无力以及腹部不适等症状。尽管这些饮酒后的反应可能与性别、体重、开始喝酒的时间、同时摄入的其他食物等因素相关，遗传因素依然在其中发挥巨大的作用。对酒精的敏感性，或者说对酒精的抵抗程度在极大程度上由遗传决定。目前已知有 8 个基因与此有关，这些基因上的许多多态性位点会影响个体对酒精的反应。简单来说，一些位点的改变会影响肝脏中乙醇脱氢酶和乙醛脱氢酶的活性，这将直接影响乙醇（即酒精）的氧化过程。那些酶活性更高的个体可以耐受更大剂量的酒精，而那些酶活性较低的人则很容易喝醉——从另一个角度来说，醉酒的经历也使得一些人学会拒绝饮酒。

同样是少量饮酒，大多数美国原住民的反应与欧洲人显著不同。在美国原住民、中国人、韩国人和日本人中，无法耐受低剂量酒精的人群比例要比欧洲人或者欧裔美国人高出 5～8 倍。有意思的是，那些乙醇脱氢酶活性非常高的人群往往也是最先从事农业生产和畜牧业生产的种族，这些人群同时也是历史上饱受痢疾侵害的种族。

痢疾是一种经由粪–口途径传播的细菌性传染病，不干净的水源是主要传播媒介之一，而人与牲畜的粪便则是污染水源的元凶。里德利在《基因组学》中做出这样的假设：从事农业生产的人群可能通过饮用发酵的饮料——从谷物、葡萄或者土豆等农作物制作而来——以替代不洁净的水源，从而避免感染痢疾。由于这些发酵饮料中含有乙醇，体内的乙醇脱氢酶就成为饮用这些饮料的必要条件。

与此不同，类似加布里埃尔祖先那样的游牧民族直到大约 400 年前还主要通过在沙漠中狩猎来获取食物。他们的生活方式与农业社会以及畜牧民族完全不同，他们并没有太多机会去面对被牲畜粪便污染的水源，于是他们也就没有生产并饮用发酵饮料的能动性和必要性。他们最多只是在夏天短暂地用仙人掌和龙舌兰果实制作一些美味而营养丰富的发酵饮品，然而在他们的生活中从来没有酒这种经过蒸馏的发酵饮料。虽然酒在今天已经非常普遍，但对于他们来说依然是一种很难被身体所接受的饮料。仿佛鲜奶一般，作为完全外来食物的酒对他们来说简直就是毒害健康的毒药，这完全是由民族的进化历史所决定的。

　　从许多方面来看，加布里埃尔这种对于糖、牛奶和酒精的敏感性都源于历史的长期塑造，这种历史的塑造是由遗传特性和他的先辈们所生活的环境共同实现的。他的祖先们世代在缺乏水源的沙漠中狩猎、生存，在这一过程中，遗传与环境发生了微妙的相互作用。对于我们每个人来说，身体特征都烙刻着先辈们的饮食记忆。先辈在某个特定的环境中生活的时间越长，他们的食物选择、所面对的疾病和环境压力越特殊，他们的基因与食物就愈能完美结合以适应生存环境。生存环境越独立、与外族通婚越少，这种基于特定环境下的遗传适应就会越好地被保存下来。

　　我们可以把这种在生存压力下所形成的民族饮食特点称为进化美食学（evolutionary gastronomy）。康奈尔大学的行为生态学家舍曼（Paul Sherman）早先曾将此称为"达尔文主义美食学"（将在第 5 章中详细描述），然而这一描述似乎不是太准确，因为根据达尔文的理论，进化通常需要一段相当长的时间。从这个角度来说，我不认为自己是达尔文主义者①。进化的种子可以在不经意间生根发芽，并且只需要经历几代人，即能产生明显的遗传改变并在人群中形成显著差异。达尔文在加勒比海所观测到的那些发生在燕雀和蟾蜍身上的特征性改变——包括解剖学和行为上的变化——可以在一位生物学家的一生中被观测到。在强烈的选择压力下，动物群体可以在几代之内即进化出不同的亚群和亚种。

---

① 大家熟知的达尔文进化学说强调进化是一个渐进的过程，是生物在适应环境选择压力的过程中逐渐完善的适应能力，这需要经历非常漫长的时间。而这里所强调的是适应造成的解剖和生理改变可以在一个相对较短的时间里完成——注意，是相对达尔文所描述的漫长时间来说——这是本段以及本书很多地方所阐述的进化观点区别于传统达尔文主义的地方。——译者注

也有人把这一新兴领域称为营养人类学（nutritional anthropology）。同时，另一些科学家则将此视为化学生态学的分支，把它定义为研究各种特定成分是如何影响食物选择的学科。显然，在达尔文时代，他并没有意识到这个问题。不过，假如达尔文生活在现在，并且能够参与科学家们的讨论，他一定会为这一神奇的假设感到惊喜：每个民族都有自己独特的食材、烹饪方法以及食物保鲜手段，这些具有民族特征的食物是在过去数千年的进化过程中为了适应某种特殊的生活环境而延续下来的。卡茨（Solomon Katz）相信人类遗传学为我们提供了一种了解我们身体与我们口味之间联系的崭新视角，有助于我们理解文化多样性与生物多样性之间的关系：

"关于人类饮食差异性起源的研究已经在改变我们对人类进化史的认识。我们的传统美食大多源于独特的文化传承，但是这些特殊的饮食是否满足机体的营养需要则完全由生物学特点来决定。显然，在生物和社会之间存在密切的联系。这种联系为我们开启了一种研究生物与社会之间相互关系的模式，让我们能够进一步去理解人类进化历史中的各种交互现象……在漫长的进化过程中，人类通过生物学进化适应了某些特殊的食物，并且对这些东西产生了一定的依赖。"

也许这也是人类历史上第一次能够对这样一个问题做出解释，即为何很多人在远离自己的故乡或者放弃传统饮食之后，患糖尿病、心脏病、癌症、自身免疫性疾病或者其他一些疾病的概率会显著增加。在漫长的进化过程中，我们的身体和食物之间形成了紧密的纽带，而我们现在则把这一纽带切断了。今天，全世界有30亿～40亿人正在不同程度地遭受营养性疾病的困扰，正是这些疾病让本书显得有意义。

在这个关于加布里埃尔的故事里，我还想表达另一层意思：不要幻想在未来的某一天我们可以通过基因疗法来治疗糖尿病之类的疾病，这就仿佛是另一场巧妙伪装的基因改良运动。我觉得你应该在意的不是那些发生在实验室里未知的事情，而是去找到自己的根，去了解自己的家乡，去探索先辈们的花园。遗传学能够帮助我们更好地理解某个特别的基因是如何与特殊的食物和环境相互作用的，但是我们的目的不是通过技术手段去改变基因。个体化的饮食指导和从整体出发的健康指南才是我们通过这些研究所应该获得的成果。

很难说铺天盖地的所谓"健康食品"对于我们的身体健康是否真能有所裨益，尽管这些东西已经占据了全美的超市。站在进化美食学的角度，你应该很容易理解这些经过精心设计的"健康食谱"为什么不可能帮助每一个个体获得最佳的健康状态。我们总是对传统美食抱有特殊的情感，通过这些食物所获得的生理和心理的满足并不是偶然的，这是伴随着我们的历史而来的——令人赞叹的奇妙历史。也许我们都穿着同样的衣服、从事相似的工作、拥有相同的生活习惯，但是我们的祖先可能是猎人、可能是农民、可能是牧民，抑或在其他环境中求得生存，这些不同的历史经历被完整地记录在我们的遗传密码中。

非洲裔美国科学家杰克逊（Fatimah Linda Collier Jackson）以传统食物为切入口，非常巧妙地阐释了人类多态性的来源。杰克逊一直致力于基因与传统非洲粮食作物（高粱和木薯）之间关系的研究，他从人类学、生物学和营养学等不同角度来解释基因与食物之间的相互作用。杰克逊认为，人类多样性反映了我们的先辈和我们自己所受到的不同环境约束，包括我们所食用的不同粮食作物。人类对于不同农作物的适应必然会对生物学和行为学方面的特点产生影响，而这种特点是在漫长的历史过程中逐渐形成的。

这种长期的、固定的食物选择与加工方式在伊丽莎白看来正是传统饮食的精髓。伊丽莎白认为，我们今天所说的烹饪并不是在偶然中形成的，事实上这是人类进化历史过程中非常重要的活动，其发生频率远高于其他许多行为。也许每个人在不同程度上都会做饭，但是每个人做饭烧菜的方式都会有所差异。一个群体用自己独特的方式来准备自己的食物，以此与其他群体的"烹饪方式"产生差别，形成具有特征性的菜肴，这就是民族传统食物的来源。

从非洲稀树草原上奔跑的猎人，到北极圈捕鲸的渔民，再到热带雨林中能够识别有毒植物和药用植物的原住民，这一观点都能够证明自己的合理性。人们在准备食物的过程中获得了精神的快感，这一过程仪式性地融入了他们的民族文化，同时这些食物又给他们的身体健康带来了特别的好处，而这一切都是与特殊的环境联系在一起的。

当我们享用传统食物时所获得的那种味觉体验，那种无法言喻的美味感觉事实上正是由我们的民族和遗传历史通过某种神秘而神奇的方法所调控的。对我而言，它们如此奇妙地阐释了人类多样性的某种来源，而这却是我们大多数人从未听说过的。这本书所做的事情，无非是从世界各地将这些类似的故事收集起来而已。正如伊丽莎白提醒我们的，类似的故事其实每天都发生。我们只需要懂得倾听，懂得寻找其中蕴含的平衡与和谐之美：

"在乡村满布灰尘的街道上，在城市脏乱不堪的出租屋里，在宁静山林间的宿营地上，在整洁奢华的星级酒店里，这些事情无时无刻不在进行——叮叮当当的锅碗瓢盆，喊喊嚓嚓的烹炒煎炸，这些声音总是萦绕在耳。香气扑鼻而来，那是烤肉的味道，烤面包的味道，还有各种喷香的调料。你似乎看到有人在那里揉面，有人在那里烘焙，有人在那里切配……无论你走到哪里，只要在人类的领地上，你总是可以看到他们花费很多时间和大量精力在专注地准备着自己的食物——烹饪，我们最习以为常的行为。"

第 2 章

追溯远古食物

——线粒体夏娃和爪哇人都在吃相同的东西吗

就我们的食物选择而言，现在可能比既往任何时候都更自由，在选择食物时个体也拥有更多自我意识。很多人会去尝试所谓的"奇迹饮食"——一些宣称能够保持健康、预防疾病、让女性朋友们看上去更性感并且使人更长寿的食物。电视节目中，所谓的医生和营养品推销员随处可见，美食作家和体育明星也企图通过各种途径说服我们相信，只要吃法得当就能治愈所有疾病。这类所谓的奇迹饮食所遵循的理念往往是相同的，它们都基于今天关于人类机体的时髦营养学研究。这些研究为我们揭露了许多有害健康的有毒食品添加剂和衍生化合物，比如反式脂肪酸。尽管一些营养学研究考虑到了人类多样性，并且根据不同血型或者代谢特征将人类区分为几个不同的组别，承认每个组别对于营养物质的需求存在差异，然而，这些奇迹食谱却是例外。任何奇迹般的饮食治疗都试图抹杀人与人之间的差异，因为他们企图让你相信你与其他人是完全一样的——也许现在看起来我和你不一样，那是因为我们都在通过哈哈镜看变形的自己，一旦我们追寻最新的时尚，遵循最佳饮食方案，最终我们看起来会是完全一样的。

有意思的是，许多最佳饮食推荐方案都提出了一个特殊的挑战，即在营养素高度工业化的现代社会保持健康看起来是一件有难度的事情。因此，他们都鼓励你了解自己的过去。这些食物无不让我们回忆历史，去寻找那些我们的基因和精神在进化长河中所依赖并且喜欢的东西。正如营养人类学家伊顿（Boyd Eaton）和同事们在 20 年前就注意到的那样，或许我们是通过写入机体的"旧石器时代遗迹"——那些塑造我们血液和骨骼的力量，那些写入基因与核苷酸的记录——来决定自己到底应该怎么吃。根据伊顿的计算，人类祖先在百万年前选择的食物对于今人的生理代谢来说依然是最为合适的。

伊顿的这一进化观点后来被写入了一篇名为《达尔文医学新曙光》（The Dawn of Darwinian Medicine）的论文。在这篇论文里，生态学家威廉斯（George Williams）和精神病学家内瑟（Randolph Nesse）提出，今天绝大多数营养相关疾病都是因为我们的生活习惯违背了人类起源和进化的规律，我们不再如祖先一样吃东西，也不再如祖先一样从事体力活动。根据他们的说法，我们是在自掘坟墓，因为"人类机体是以石器时代的生存环境为蓝本设计的"。

笃信这一理论的历史营养学家科丹（Loren Cordain）在他的流行书《远古食谱》（The Paleo Diet）中写道，祖先们的食谱"是唯一与我们基因组合拍的食物组成方案。仅仅在 500 代——也就是 250 万年——以前，地球上的每一个人都吃着相同的食物。这是一份完美地适合我们每个人的食谱——能够减轻你的体重，并使你保持健康。这份食谱不是我设计的，它是出自大自然的杰作。这些食物早已被深深印刻在你的基因组中"。

　　今天，全世界有数以百万计的人赞同伊顿、威廉斯、内瑟和科丹的观点。他们总是在寻找和食用那些被设计用来满足石器时代身体需求的食物。每天，数以十万计的人按照书里制订的计划安排自己的饮食方案，这甚至已经成为一项被称为"先祖饮食"的运动。这些书都遵循一个相同的理念，即在这个世界上有且只有一种最适合人类生理代谢的食物，而那正是在人类进化早期我们的祖先所共同享用的食物。

　　尽可能久地向上追溯人类历史可以避免一个难以解决的困扰。假如我们只是希望追寻自己民族的历史，那么很多人最终会为自己的民族和种族归属而困惑。不同民族间的通婚是司空见惯的现象，大多数人在民族融合的家庭中成长起来，来自不同民族的食物对他们来说都是美味而熟悉的。因此，要简单地追溯一个纯种的民族祖先就显得不切实际。从统计学上来讲，我们中的大多数都属于杂交种，与那种血统纯正的贵族不同。因此，选择一种和我们的民族起源合拍的食物就存在现实问题——尽管某种食物与我们的基因密切联系，仿佛是人体的一个必要硬件。问题在于，无法确定确切的民族起源，就无法知道我们的基因起源，也就无法确定到底什么才是祖先的食物。这一情况在美国尤为突出，因为有 700 万美国人认为自己是两个或者多个"种族"的后代——无论今天对"种族"的定义存在多大争议。

　　因此，对于我们大多数人来说，上溯到更为久远的古代，去寻找那些我们的曾曾曾……曾祖母露西（Lucy）[①] 在奥杜瓦伊峡谷（Olduvai Gorge）附近的营地里所食用的食物要更现实、也更容易操作。数以万计的节食者今天都在疯狂追寻原始人的足迹，他们阅读书籍与文献，

---

① 露西是阿法南方古猿的化石代表，生活在距今约 320 万年前。露西的化石由考古学家约翰松（Donald Johanson）等人于 1974 年在非洲发现。现在经常用露西来代称人类起源中最早的一批直立人，所以文章中说露西是我们的共同祖先。——译者注

希望能够和祖先们摄入相同的热量，并且用原始的方法来治愈疾病。他们完全忽视了在漫长的进化过程中古老民族之间的相互交融，以及植根于民族背景的独特经验。他们沉浸在互联网上关于古代烹饪方法的各种描述与建议：洞穴饮食（Cave Man Diet）、苗条的尼安德特人食谱（NeanderThin™ formula）、起源食谱（Origins Diet）、石器时代饮食（Stone Age Menu）、远古食谱（Paleo Diet）或者史前食物（Carnivore Connection）。

节食者们遵循着这些饮食规范，似乎回到了夏娃、露西和爪哇人（Java Man）生活的远古时代，大家围坐在篝火旁，粗糙的器皿里盛放着简单的食物——充满着浪漫的回味。不幸的是，假如你企图严谨而认真地根据今天历史营养学、动物考古学和人类植物学的理论来寻找那些祖先们享用的食物，你最终会发现我们几乎不可能回溯到过去，我们也根本不可能确认夏娃们在她们的时代究竟吃些什么东西。

到底什么样的食谱才是今人所能接受的所谓"祖先"的食物呢？互联网上的这些流行食谱究竟为我们提供了哪些信息？依照过去的某种习惯改造我们的饮食构成真的能够解决实际的健康问题吗？向 10 名营养学家、人类学家或者历史营养学家提出这些问题，最终你可能会获得 20 份不同的答案。尽管如此，大多数"先祖饮食"的支持者都有一些基本共识，我尝试通过公开发表的学术论文将这些共识逐一提炼了出来。

1. 我们以狩猎为生的祖先大约 65% 的能量摄入来源于脊椎动物。他们的主要肉类来源是各种野生动物和鱼，很少吃鸡蛋，从来不食用奶制品。

2. 除了野生动物，祖先们还生吃多种新鲜水果、鲜花、叶子和植物球茎。在这其中，许多植物都富含具有防病作用的化合物，并且也是今天大多数栽培植物的野生祖先。

3. 我们的祖先很少食用谷物——自然，更不可能吃到今天我们熟悉的各种经过精加工的谷类制品，比如精粉。

4. 尽管他们的日常饮食含有丰富的钙和钾，但他们的钠盐摄入很少。

5. 作为游牧民族，我们的祖先经常迁移宿营地。水果和一些植物通常需要一定的时间才会发酵成乙醇或者乙酸（醋）。由于祖先们不会在同一地方停留很久，也就没有为发酵留下足够的时间，因此，在我们祖先的食物中不存在酒精——他们当然更不会像栖息地固定的农耕民族那样学会蒸馏酿酒技术。

在所有的历史营养学家中，伊顿对于饮食进化的关注时间最长。他强调，现代人的营养需求事实上是人类进化和地球环境相适应的结果，这一过程可以直接上溯到生命起源时期。话虽这么说，伊顿和他的追随者们还是把注意力主要集中在大约 250 万年前——而不是地球生命起源的年代——我们通过狩猎获取主要食物来源的祖先是怎样在野外猎取食物的。根据他们的观点，人类祖先猎取食物的方法数十万年来都未曾改变，仅仅是在畜牧业和农业逐渐发展起来的晚近 1 万～1.2 万年间，情况才变得有所不同。

但是，假如我们希望探求问题的实质——通过可靠的资料和细节找出祖先们到底在吃什么，而且这些食物依然适合今天的人并为人们所喜爱——我们就不得不去了解不同地区的饮食喜好是否存在不同。换句话说，我们的共同祖先——遗传学家将她昵称为"线粒体夏娃"（mitochondrial Eve）[1]——在 20 或者 30 年的人生里到底吃什么并不那

---

① 夏娃是西方传说中的人类祖先。线粒体是存在于人类细胞中的一种细胞器，线粒体具有独立的编码 DNA，不同于细胞核中的核 DNA，其遵循母系遗传规律，且有较高的突变频率。20 世纪 80 年代，科学家经过对线粒体的遗传研究证实今天所有人类均来自 15 万～20 万年前的某个人群，即所有现代人具有共同的起源。因此，在遗传学上把线粒体夏娃当作人类共同祖先的昵称。——译者注

么重要，真正重要的是她的后代在多大程度上传承了相应的饮食习惯，以及传承过程中发生的种种变化到底对我们的机体产生了怎样的影响。

　　我感觉大多数推崇先祖饮食或者远古饮食的观点都简化了传承过程中的这些差异，在时间与空间上忽略了食物多样性与人类进化的依存关系。所以，我不会带你到东非大裂谷（Rift Valley of Africa）那片埋葬着人类最古老遗骸的土地去寻找祖先们的食物记录。相反，我们将登上巴厘岛和爪哇岛。在所有已知原始人类生存过的地方，那里离非洲的距离最远——或者说，那是我们的非洲祖先在过去的岁月里曾经跋涉过的最长距离。那里现在是印度尼西亚的土地，而被称为爪哇人的野外狩猎者就曾经在那片土地上出没。

　　爪哇人是由冒险家、科学家迪布瓦（Eugene DuBois）发现并命名的。1880 年，当他从荷兰来到巴厘岛和爪哇岛时，这里还是荷属西印度群岛的一部分。迪布瓦知道在爪哇岛的深山里依然有猩猩在生活，因此他猜测在这片高地上或许残留着一些遗骸，可以联系起猩猩和我们的共同历史。他参加了几个不同的考古项目，结果一无所获。直到 1891 年，他偶然挖掘到了一个古代头盖骨，从而坚定了自己的信念。第二年，在发现了一根大腿骨和一些牙齿遗骸之后，他向外界宣称自己找到了历史失落的一环。

　　站在今天的角度回溯这段发现历史，这个头盖骨属于生活在距今80 万～100 万年前的直立人（Homo eurctus，也被称为爪哇人），而股骨和牙齿则属于另外两个不同的种属。当这根股骨被发现时，迪布瓦宣称它属于一个可以直立行走的灵长类动物。现在已经证明，这块特殊的化石是一个生活时代比爪哇人更晚的人类个体遗骨。至于那些牙齿，它们既不属于爪哇人也不属于任何直立人。从咀嚼痕迹分析上看，它们可能属于一种今天已经灭绝的猩猩。虽然迪布瓦当年的判断存在很多错误，然而东印度群岛（East Indies）①的这片高原已经被证明是埋藏着我们进化历史的肥沃土壤。

　　第一次来到东印度群岛，我便尝试着去确定哪些爪哇人所食用的食物依然可以在岛上找到，哪些食物已经消失。才登上巴厘岛几个小时，我就乘坐公共汽车来到一片热带海滩。广袤的东海岸上矗立着陡峭的悬崖，爪哇火山魏然屹立。我意识到在过去的千百万年时间里这些岛屿发生了戏剧性的变化——它们的外形、大小和季节更替发生了改变，当地的植物与动物群落也受到了显著影响。当地人为我送来一些岛上特有的美食——蛇果、莲雾、买麻藤（melinjo）②、红毛丹，以及裹在露兜树叶子里的烟熏珊瑚鱼——我感觉和自己站在同一个战壕里的是迪布瓦发现的爪哇人，而不是生活在东非大裂谷里的线粒体夏娃。

　　抵达岛上的第一个清晨，有人告诉我岛上仅有的一批狐蝠正栖息在我们头顶的棕榈树梢上。这些狐蝠比我在美洲和非洲见到过的所有蝙蝠都更大，它们的存在使我充分意识到自己已经进入了南太平洋的范围——就仿佛百万年前迁移到这片土地的爪哇人所感受到的那样——在这里，所有的动植物都与众不同。爪哇人是一个绝佳的例证，他们的存在为我们证明人类祖先并没有把自己的脚步局限在非洲大陆上——非洲草原和森林绝不是人类祖先唯一的活动范围。我们的祖先在一片非常广阔的土地上建立栖息地，并且进行狩猎活动，包括爪哇。很久以前，他们通过一座连通欧亚大陆的路桥来到爪哇和巴厘——无

①　介于亚洲大陆东南部与大洋洲之间的群岛，包括印度尼西亚、马来西亚和文莱等国家。——译者注
②　一种印度尼西亚香料。——译者注

疑，那时候爪哇和巴厘并不是南太平洋中孤立的岛屿——我们的祖先是不是在任何地方都食用相同的食物？难道他们的食谱不曾随时间的改变而改变？

要在今天重建爪哇人当年的食物选择显然是困难的。当爪哇人——依照今天的人类学观点属于直立人——在这片土地上建立居住地时，这片大陆的海岸上漫步着无数大型哺乳动物，比如巨型大陆龟、穿山甲和乳齿象。这些大型动物无疑是人类日常饮食的一部分——至少在相当长的一段时期内是——然而，人类的介入最终使得很多动物在这片岛屿上消失了。今天，当年和爪哇人一起生活在这片岛屿上的动物中，1/3 已经在这个地球上绝迹；1/3 依然在地球上生活，却不在爪哇岛或者巴厘岛上；只有 1/3 的生物还能在岛上找到——比如狐蝠——然而它们的种群数量都已经非常小了。

令我感兴趣的是最后的那 1/3。因为它们依然存在，我就有可能在爪哇人和今天东印度群岛居民之间找到潜在的共通点。有意思的是，这些物种中有部分同样是别处居民们的食物——我曾经像我尊敬的生物学先驱华莱士（Alfred Wallace）①那样在其他大陆采集食物标本，所以我才会发现这一有意思的现象。今天，这些植物未必生长在爪哇人或者华莱士曾经采集过的地方，但是至少依然是可以找到的。

从车窗看出去，我认出一些熟悉的树，在亚洲甚至欧洲的荒野里我也曾经看到这些植物。这些无处不在的植物并不是近现代侵入巴厘岛的外来物种，相反，它们早在史前时代就追随着自然的力量，开始

---

① 华莱士是自然选择学说的主要奠基者和捍卫者。根据华莱士的自传，当时他身患疟疾，躺在病床上，突然想到了自然选择的念头（当然，华莱士在之前做过非常多的前期工作）。此后，他将自己的想法告诉了达尔文。达尔文当时已经是学术巨擘，而且为自然选择学说工作了数十年之久。华莱士需要借助达尔文的学术地位引起学术界的重视，达尔文也并没有刻意抹杀华莱士的贡献。由于达尔文的社会地位较高，后人在谈到自然选择的时候通常会首先想到达尔文。达尔文死后，华莱士是自然选择学说的坚定支持者和主要守护者。——译者注

在巴厘岛以及靠近亚洲大陆的其他岛屿上扎根。这种亚、非、欧三大洲植物种群的交替与共生深深吸引了华莱士，使他成为最早，也是最伟大的来到巴厘岛高原进行探索的科学家。正是这个华莱士成了自然选择学说的主要发现者之一。对他来说，自然选择学说就仿佛突然袭来的疟疾高热一样冲进他的大脑，而致力于方法学研究的达尔文则为揭示相同的理论整整埋头苦干了 30 年。

华莱士具有出众的观察力，他能够敏锐地捕捉自然中的相似性与多样性。他很快就发现在巴厘岛山上找到的浆果和野花与他在英格兰的山地以及阿尔卑斯山区找到的植物是相同的物种。华莱士在巴厘岛山区和印度尼西亚其他岛屿上发现的可食用物种为我们认识早期人类食物提供了更为广阔的画面。既然印度尼西亚北部岛屿、非洲以及欧亚大陆上同时存在着类似的动物和植物，那么跋涉到东南亚地区的直立人以及此后的现代人（Homo Sapiens）就很有可能在这里选择一些他们在非洲以及欧亚大陆原本熟悉的动植物来作为自己最初的食物。简单来说，无论是生长在尼罗河流域还是巴厘岛海滩，只要是李子，看起来和尝起来就不会有太大的区别。

然而，当我驾着小船来到巴厘岛南面的小岛继续探险，那些从非洲和欧亚大陆一直延伸到巴厘岛的植物种群突然消失了。长期的植物学训练能够帮助我识别出巴厘岛上那些我在其他地方曾经看见过的植物，同时也马上让我意识到巴厘岛和澳大利亚植物种群分布的巨大差别——从巴厘岛往南，似乎发生了 180 度大转变，仿佛一道裂痕横亘在大地上，为我们带来了两种截然不同的生态构成。

华莱士是第一个注意到这种生态演化不连续性的人，尽管他并没有思考其与人类日常饮食之间的关联。我决定追随华莱士一个多世纪前的大致足迹，去探索那些散落的小岛。在那里，植物看起来（和吃起来）都与巴厘岛显著不同。我和朋友们一起租了艘帆船，往南行驶到隆巴根岛（Lombagan）和伯尼达岛（Penida），它们都是距离巴厘岛海岸不足 10 英里的小岛。如果古生物学家莫伍德（Mike Morewood）的假设是正确的，那么爪哇人和他的亲戚很有可能在某一个时间登上这些卫星岛屿建立他们的居住地："直立人并不只是头戴'人类'荣耀光环的大猩猩……他们拥有大猩猩无法企及的能力。我们相信他们可以穿越海洋，来到弗洛勒斯（Flores）① 和其他印度尼西亚小岛。"

我在隆巴根岛观察到的情况与华莱士在巴厘岛和爪哇岛南面几座小岛上所记录的情况一致。仅仅是 10 英里的距离，植物和动物种群就发生了戏剧般的变化。如果人类要在这些岛屿上建立新的栖息地，那么他们必须要适应当地的食物变化。显然，我们祖先的食谱变化不但与进化时间相关，也必然与居住空间的改变相关。无论巴厘岛居民的食物构成是否最适合人体健康，隆巴根岛的居民都不可能和巴厘岛居民食用相同的食物。事实上，根据我在隆巴根岛以及其他一些孤立栖息地的观察，我们的非洲祖先和生活在东印度群岛的祖先们在食物构成方面并没有太多相似性。想象一下，即使是 10 英里的距离——那些生活在隆巴根岛的居民与生活在巴厘岛的居民或许还可以通过浓烟互通风险、相互守望——即使是如此相近的距离，人们都没有相同的食物来源可寻。

气候环境是造成这种差异的主要原因。相比湿润的巴厘岛，隆巴根岛和伯尼达岛的气候则要干燥得多。海岸线上凌乱地排列着小叶合欢、番泻树、含羞草和各种大戟属植物，由于岛屿太小，内陆面积不足，加之气候干旱，岛上很难生长类似水稻一类的农作物——整个巴

---

① 印度尼西亚岛屿，靠近爪哇岛。——译者注

厘岛都被巨大的绿色乔木所覆盖。然而在隆巴根岛，占优势的则是那些低矮的芳香灌木——一种富含萜类和芳香油的植物，这些植物大多拥有小巧、革质、能够保留水分的叶片和含油的浆果。与我在巴厘岛看到的各种体型硕大的热带水果相比，这里的浆果实在是太小太小了。

当我登上隆巴根岛海岸，头顶是炙热而耀眼的阳光，脚边则是反射了阳光热量而升腾起无尽热气的岩石。相比较而言，绿树如茵的巴厘岛是如此清凉，而隆巴根岛则将我完全暴露在烈日之中，口渴的感觉随之袭来，甚至让我意识到了中暑的危险。在隆巴根岛，我开始怀念巴厘岛的一切，那满目的苍翠以及那些美味的热带水果。

这种强烈的对比让我想到了华莱士线（Wallace's Line），一个关于地理屏障的真实案例。地理屏障的隔断使得生活在不同区域的居民面对截然不同的食物来源。在从巴厘岛到隆巴根岛的探险旅程中，华莱士已经意识到了这一生物-地理边界的存在。南方另一个小岛的情况相比我们研究的隆巴根岛和伯尼达岛甚至更离谱。华莱士当年的行进路线本身就是一条古老的天然屏障，这一屏障有效阻止了植物与动物种群在澳大利亚大陆和欧亚大陆之间的交换，保持了两个大陆物种的相对独立性。巴厘岛和爪哇岛上的鸟类具有极强的相似性，大约97%的鸟类资源在这两个岛上是相同的。然而，比较龙目岛（Lombok）——位于巴厘岛南边大约24英里处的岛屿——和巴厘岛，只有50%的鸟类资源是相同的。华莱士注意到，尽管巴厘岛拥有葱郁而茂密的森林，盛产美味的热带水果，龙目岛却是"一个布满荆棘的热带灌木丛……到处是多刺的灌木，甚至连爬山虎和竹子都长满了刺。所有植物都参差不齐，它们大多呈锯齿状生长，紧紧地缠绕在一起，简直无法分开"。

基因、食物、野生动植物、人类栖息地以及人群之间的所有交互联系也正如龙目岛上的灌木一般紧密地缠绕在一起，无法分割。当一群人被孤立在某块居住地，无论是相对独立的岛屿还是同一大陆上海拔不同的区域，他们的命运就必然和当地的生境紧紧联系在一起。华莱士的研究证明，仅仅是很短的距离就可能造就完全不同的选择压力。由于这些相对独立的群体与其他种群存在一定程度的生殖隔离（reproductive isolation），一种被称为遗传漂变（genetic drift）的机制也在多样性的形成中发挥了重要作用。遗传漂变能够改变群体中的等位基因频率。群体越小，与其他种群的隔离越明显，遗传漂变所产生的影响就显得越大。假设在某个相对隔离的种群中，无论通过外来引入还是内在突变产生了一个新的矮小基因，这个新等位基因在该人群中扩散的速度都要比在更大范围人群中快很多。

因此，大多数岛屿都有一套独特的食物体系，包含很多特有的化学物质。这种独特性是相对更大种群所熟悉的食物而言的。当殖民者来到这些岛屿，他们发现这里的食物和他们既往所熟悉的食物是如此不同，而这正是自然选择的力量。独特环境所引入的自然选择压力和小范围种群中遗传漂变的显著影响造就了这种独特性。达尔文和华莱士是最早描述这种生物进化多样性的科学家。现代生物学家将这一进化过程称为适应辐射（adaptive radiation）。

作为自然规律的敏锐观察者，华莱士还注意到了空间位置非常近的两个岛屿——或者说在空间位置上几乎无法明显分割的两个区域——在植物和动物种群组成上的巨大差异。与华莱士以及当代生物学家相比，达尔文的视野显得相对局限。达尔文的局限性直到晚近还不曾被学习进化学的学生所意识到。当达尔文在加拉帕戈斯群岛（Galapagos）寻找生物进化的证据时，他只是设计了相对短距离的旅程。尽管并没有找到任何足以支持假设的证据，达尔文依然相信只要有足够的时间和空间积累，就能够观察到这一进化过程："自然选择是时时刻刻都在发生的，在全世界范围内，在整个自然界中；自然选择将拒绝那些有害的东西，保留或者加入有益的元素；自然选择在潜移默化中发生，无时无刻不在等待着机会的降临……但是除非我们的生命能够跨越足够长的时间，不然我们很难观察到这些缓慢发生的改变。"

如今无论对于岛屿植物和动物的生态学研究，还是针对岛屿居民的遗传学研究都提示基因频率的变化并不像达尔文和华莱士预计的那么慢。曾就读于哈佛大学的科普作家韦纳（Jonathan Weiner）在《雀之喙》（*The Beak of the Finch*）一书中曾对此问题进行过生动的阐述。韦纳认为，进化过程可以在"我们的时代"和"我们的种群"中被观察到。人类机体对于一些特殊食物的反应不是在 250 万年前人类祖先出现在地球上的时候就被固定下来的，也与 15 万～20 万年前漫步于东非大地的线粒体夏娃们明显不同。当我们在某个特别的地方居住一段足够长的时间，机体在进化过程中就会被各种特殊的食物选择、环境压力以及疾病因素所不断重塑。当然，即使在今天，食物选择和疾病暴露风险也仍然在重塑我们的机体。

无论在哪里生活，我们身边的各种食物和化合物都会与我们的基因产生交互。这就是为什么考古学家和古生态学家要在发现古人类遗骸的爪哇岛或者巴厘岛等地寻找鱼类、禽类、哺乳动物骨骼以及种子、矿层、植物茎叶等遗迹的根本原因。这也是为什么我要花很多时间仔细查看晚近人类在巴厘岛海岸、隆巴根岛以及伯尼达岛宿营地留下的遗迹的原因。无论我们在哪里扎营，篝火环越多，人们离去时在营地遗留下的各类餐厨垃圾就越多。在一个营地，我只看到很多被火烧裂的蛤蜊和被烧焦的鱼骨头，没有任何其他东西。在内陆的另一个营地，遗留下了很多腐烂的叶子、野菜苗和一些昆虫甲壳的碎片。

我经常和考古学家一起考察古人类营地遗迹。他们总是喜欢拨弄营地的沙土，我注意到他们并不确信在所有出土点都存在一种独特的、单一的膳食组成结构。一些学者开始怀疑爪哇人或者其他人类（Homo）是否确实都曾保持相同的饮食习惯，还有些学者质疑人类祖先的营养摄入中脂肪、蛋白质、碳水化合物和纤维素的组成比例是否确实都是一致的。这种饮食差异的发生可能只是因为某些简单的因素，比如年龄的增长，或者因为怀孕、疾病、受伤等因素改变了生理需求，抑或因为一些其他因素影响了人类的活动范围。任何上述因素都可能导致爪哇人的饮食习惯发生改变。

然而，爪哇人没有形成某种固定的饮食习惯也许还有更深层次的原因。也正是基于这一原因，过去没有，现在也不会有一份提供给全人类的所谓最佳食谱。一种解释认为尽管人类在基因组上的差异很小，但是这些很小的差异可能带来非常重要的影响。这些差异塑造了多样化的饮食偏好，并且这种偏好也能反过来塑造我们的食物。人类多样性——我们基因组上的变异——与地球上各种可食用植物和动物的多样性紧密相连，这些多样性之间的复杂关系我们只是今天才开始逐渐有所了解。尽管现代社会鼓励个体的多元化发展，然而我们并没有用同样的视角来定义我们的食物。或许这与近现代历史的发展历程相关。在人类的近代历史中，不同种群身体或者文化信仰上的差异经常被有政治目的地利用，那些所谓的"精英"集团通过这些民族和种群之间的差异进行种族控制和种族剥削，营造了社会的不平等。

然而，人类基因组计划（Human Genome Project）仿佛在突然之间让我们置身于丰富遗传信息的海洋，关于种族的古老观念已经出现了裂痕。固然，深层次的文化偏见不会在一天里消失——正如我们在上一章中曾经提到过的，遗传印记如影随形，无论你始终注视着它们还是选择视而不见，它们都一直在那里，无可逃避——尽管如此，我们已经可以非常自信地说，肤色并不是区分人类族群的必然因素。肤色分布与人类的很多进化特征分化并不吻合。此外，哈佛大学的著名遗传学家路翁亭（Richard Lewontin）已经证明，遗传多样性在同一"种族"（race）或者同一民族（ethnic）中的分布要比种族间的分布更广泛。根据多项不同的统计，种族间的遗传物质差异在人类总体的遗传多样性中只占 7%～15%。

然而，许多我读过的关于人类遗传学的科普作品都把问题讲述得过于简单。最典型的例证是大多数科普读物都会告诉你，无论你属于哪个民族，人类基因组中 99.9% 的序列在所有人群中间——包括你和你的祖先——都是完全相同的。假如我认同这一"新兴的陈词滥调"，那我就不得不承认人类的所有遗传特征在过去很长一段时间里就已经被"固定"下来了，这些特征在人类的进化过程中几乎没有发生过任何适应变异。换句话说，今天我们所发现的人类基因组中的大量遗传变异完全是大约 100 代以前的祖先们遗传下来的——根据这一假设，这些遗传多样性也应该和其他灵长类动物是一致的——好像百万年来从不曾出现任何新的选择压力一般。如果事实确实如此，那么我们今天对于食物以及三大营养素的构成确实应该与我们的祖先保持充分一致的步调。

事实上这一观点是没有确切依据的。脊椎动物学家已经发现，哪怕是同一灵长类动物的不同种群，生活在相距不足 100 英里的两片领地，它们的食物构成和基因组成都可能表现出极大的差异。人类基因组上存在大量的序列变异，而且人类食物的多样性几乎无法枚举。因此，我们多样性的遗传物质到底为我们定义了怎样相似程度的食物来源？难道它们真的如此相似，以至于我们所有人都应该模仿我们共同的祖先来确定一种日常饮食规范吗？

萨特尔（Sally Satel）——一位喜欢用哲学思维来思考生物医学实践的内科医生——于 2002 年在《纽约时报杂志》（*New York Times Magazine*）上发表的一篇文章给予那些基因决定论者一记重拳。那些人总是引导公众相信某种普遍适用的医学和营养学建议。对此，萨特尔医生是这样说的：

"所谓'99.9% 都是相同的'到底能说明什么问题？实际上 99.9% 的相同意味着在我们的 DNA 序列上，每 1 000 个核苷酸中就有 1 个是不同的。人类基因组中含有 30 多亿个核苷酸，也就是说，大约有 300 万个核苷酸在不同个体间存在差异。你能说这是无足轻重的'小'差异吗？你要知道，1 个核苷酸的变化就可能改变基因的表达，影响下游蛋白质或者酶的功能。尽管听起来很难以置信，然而人类基因组中这 0.01% 的变异在医学上具有重要的意义。"

萨特尔的这一表述与人类饮食的研究有什么必然联系吗？考虑到人与人之间存在如此显著的遗传差异，你难道真的相信这个世界上存在一份可以满足所有人生理需求的食谱？最好的情况是，也许存在那么一种规范化的饮食方案可以满足那 29 970 万个自人类起源以来就不曾改变、我们彼此之间都几乎相同的核苷酸的需求。与此同时，这份食谱却忽略了另 300 万个核苷酸。虽然在 15 万～20 万年前，我们拥有同一个祖先——线粒体夏娃，然而在其后的进化过程中，人类表现出的所有多样性都被记录在核苷酸中。在线粒体夏娃时代以后，数以百万计的核苷酸变异曾经在人类的进化过程中发生，其中的 300 万个被保留下来，今天依然留存于我们的基因组中。

人类的进化分支是复杂的。将人类的进化路径绘制成一张图，那就是我们所熟悉的进化树——在进化过程中，人类不断分支，又相互交融。尽管人类的进化多样性是如此明确，人类进化树的"分枝"如此茂密，所谓的先祖饮食运动却把注意力集中在进化的"树干"而不是"分枝"上。而正是那些"分枝"才告诉我们并没有什么普遍适用的食物组成形式，才能为我们揭示不同个体和人群在营养需求方面的巨大差异。

一名"石器时代饮食"支持者在他的书中是如此描述所谓最佳饮食方案的：远古时代的猎人通常总是吃很多肉类食物。因此，历史营养学家坚称，通过对数十万年数据的积累，动物性食物和植物性食物的摄入比为 2∶1 时可以达到最佳的膳食平衡。

具有讽刺意味的是，当这些石器时代饮食支持者在更为严肃的学术期刊上发表论文时，他们承认考虑到个体、家庭、季节、年份和栖息环境所存在的巨大差异与不确定性，要精确计算任何古代狩猎社会的食物摄入组成都是一件相当困难的事情。一些学者详细分析了 229 个狩猎民族的食物情况，发现其中 1/7 的食谱中植物性食物数量要超过动物性食物。在 2000 年的《美国临床营养学杂志》（*American Journal of Clinical Nutrition*）上，科丹和他的同事总结认为，"我们的数据清楚地证明并没有可以代表所有狩猎社会食物摄入组成的单一食谱。"

如果你对科丹这个名字感觉熟悉，那是因为在本章开头我们曾经提到过他。在 2002 年的美食书中，科丹表示："先祖们的饮食是唯一与我们基因组合拍的食物组成方案。仅仅在 500 代——也就是 250 万年——以前，地球上的每一个人都吃着相同的东西。"

当我在电话里指出他的论调自相矛盾时，科丹辩称在不同的狩猎社会团体中，主要营养素的组成确实表现出了非常大的共性。然而，他也部分赞同我的观点，认为狩猎民族日常饮食中微量元素和次生化合物（secondary compound）的组成随着环境和季节的变化存在非常大的变数。

微量元素以及次生化合物可以看成人类食物的调味剂。这些组分在不同地区和不同时间都表现出了显著差异，而这也正是人类饮食研究最为迷人的所在。毫无疑问，野生动植物都含有各不相同的化学物质，这些化学物质既可能给我们的身体带来好处，也可能危害我们的健康。这些野生动植物曾经是祖先们的主要食物，然而，随着现代农业和畜牧业的兴起，自然界中这些有害或者有益的化学物质都已经在不知不觉间从我们的食谱中消失。现代社会为我们提供了更为可口、更为标准化的食物。然而，现代化的食品供给同时也让我们远离了野生食物所富含的化学物质多样性，这种多样性一直伴随着我们祖先在地球上的扩张脚步。人类的祖先已经习惯了在充满多样性的自然环境中生存，他们学会了在不同的海拔高度、不同的大陆上寻找合适的食物。他们踏上的每一片土地都生活着不同的生物，他们必须从中找到那些有益身体健康的营养物质。而我们现在所面对的缺乏多样性的食品工业却从不曾在人类进化的过程中出现过。

作为一名民族植物学家，我曾经在索诺拉沙漠（Sonoran Desert）找到350种历史上被当作食物的植物。尽管如此，那还是一片被认为缺乏多样性的土地。从全球来看，超过3万种野生植物曾经在人类历史的各个阶段被当作不同人群的食物。科丹和他的同事依照这些食物的营养素组成来构建他们的所谓最佳食谱，然而事实上这些食物并不单纯为进食者提供蛋白质、脂肪和碳水化合物，它们还包含很多强力的化学物质。植物学家们将这些化学物质称为次生化合物。这些化合物并不参与植物的主要生理代谢过程——比如光合作用、生长与繁殖。但是，这些化合物能够帮助植物抵抗诸如干旱、冰冻、火灾等环境选择压力，同时也能抵御种群间的竞争、病害以及动物的掠食等生物选择压力。这些次生化合物往往是某些物种所特有的，甚至是某些物种中的某个种群所独有的。

当人类食用这些植物时，这些次生化合物所具有的特殊作用也会对人体产生影响。它们特有的味道可能成为良好的调味料，它们的毒性或许会让我们中毒甚至死亡；它们可能具有抗癌和抗生素样作用，它们也可能具有催情或者助孕的神奇功效。此外，目前已经证明野生食物中的一些化学物质能够诱发我们的基因发生突变。前面提到过的那位非洲裔美国人类营养学家杰克逊，已经仔细思考了这一还未被广泛接受的事实：人类从史前时代就开始食用的一些食物，比如各种草药、豆类以及块茎都具有诱发基因突变的潜能。

杰克逊认为，这些来自植物的次生化合物，尤其是那些化感物质（allelochemicals）能够通过各种方式影响人类的基因表达——所谓化感物质，是指那些能够驱逐动物、防止动物食用，或者能够与邻近植物进行生态竞争的化学物质。科普作家格里尔森（Bruce Grierson）曾经注意到"食物中的化学物质改变了人类的基因表达，甚至可能改变基因组本身"。这使我想到并不是我们吃下去的所有东西都会最终变成热量被机体消耗掉，一些化合物可能作为配基与蛋白质结合，形成复杂的分子复合物，用于调控某些基因的表达。格里尔森为此列举了一个特别的例子。大豆中存在一种被称为染料木素（genistein）的次生化合物，它具有拟雌激素作用。染料木素能够与雌激素受体结合，并且影响性激素通路上相关基因的表达。然而，染料木素对女性雌激素水平的影响却是因人而异的，因为不同种族人群所表达的雌激素受体存在结构上的差异，导致染料木素与不同女性雌激素受体的结合能力也不尽相同，由此对不同女性的影响也就大相径庭。简单来说，次生化合物对于基因表达的影响以及诱发突变的能力和人类先天的遗传多样性之间具有非常复杂的交互联系。

过去十余年所积累的证据已经足以证明，食物中的化学物质是影响基因表达、基因突变和自然选择的主要驱动力。杰克逊提出了一个大胆的假设：传统饮食中的各种次生化合物在过去的百万年时间里极大程度地推动了人类多样性的发展。

让我们尝试去理解杰克逊的假设，深入探究这些植物中所含有的化学物质到底如何对人类产生广泛的影响。在漫长的进化过程中，种类繁多的次生化合物与主要营养素一起在不断重构我们的饮食组成以及我们的基因组。根据一些植物化学家的激进预测，在已知的27万种植物中被鉴定的次生化合物种类在4万～5万之间。然而，我们迄今只分析研究了3万种可食用植物中非常小的一部分。化学家们承认，对于这些次生化合物，他们只有一些非常粗浅的认识，至于它们在生态系统中的实际功能、它们的营养作用，或者它们诱发基因突变的能力，我们都一无所知。

尽管如此，我们还是对其中的某些元素有所了解。我们来列举一个关于次生化合物的例子：生物碱（alkaloids）。生物碱存在于地球上大约1/5的植物体内，换句话说，全世界大约有5.4万种植物体内含有生物碱。生物碱尝起来一般都带有苦味。生物碱并不是平均分布在地球各处的，相反，生物碱的分布与植物的特殊生境关系密切。例如，热带干旱地区的森林植物往往富含生物碱，包含马铃薯、番茄、辣椒和茄子在内的茄科植物也常含有大量的生物碱。

同一种次生化合物在日常摄入剂量下可能具有诱发基因变异的效

果，在另一种摄入剂量下则可能会致癌，也可能产生防病、治病作用。土荆芥（epazote）是拉美人常用的一种调味剂，他们烹饪豆类时经常会放入一些土荆芥调味。然而，拉美人对于土荆芥的使用剂量有非常清楚的认识。加大土荆芥的服用剂量可能起到缓解胃肠道胀气的作用，可一旦孕妇误食过量土荆芥就可能引起流产。墨西哥传统医生[①] 会有意识地从野外选择某些特殊类型的土荆芥为牲畜或者孕妇实施人工流产。

　　这种神奇的功效绝不局限在某一种或者某一类植物中，世界上分布广泛的各种水果也存在相似的特性，尤其是李属植物，它们往往富含功能性化学物质。总体来说，野生李含有大约 150 种已知的次生化合物，但是不同种类的李子含有的化合物种类与含量都有所不同。在可食用的李子中目前已经鉴定出大约 67 种具有生物活性的次生化合物，它们能够通过改变多种生理代谢途径而影响我们的身体健康。在某些野生李中同时含有这 67 种次生化合物，但是在巴厘岛、爪哇岛、夏威夷和非洲海岸边生长的野生李中这些化合物的含量与种类存在着极大差异。

　　为布丁撒上各种不同的李子，然后从全世界数千种不同的社会群体中选择一些具有代表性的人群，把这些不同的布丁分发给他们食用，观察由此产生的效果——听起来是一件无比复杂并且难以完成的任务，这就是生态学家所称的生物复杂性（biocomplexity）。事实上这只是一份"简化的"复杂性描述。在这个世界上存在 3 万种不同的可食用植物，所以请把之前获得的复杂性再乘以 3 万——我们还没有计入数千种可供食用的动物。由此可见，史前时代生活在爪哇岛的直立人与生活在东非大裂谷中的原始人必然暴露在截然不同的化学环境中。

---

① 原文为 curandera，意为墨西哥从事传统医疗工作的女性，她们的技艺传承自玛雅祖先。——译者注

爪哇直立人在这个地球上的分布范围以及种群数量都无法和今天的人类——也就是智人（*Homo Sapiens*）——相比，这种进化轨迹的不同或许正是源于我们所面对的次生化合物的截然不同。

这些次生化合物可能诱导了人类以及其他灵长类动物基因组上的一些序列变异。虽然我们可能永远无法重构人类多样性随着时间推移而发生的改变，永远没法预测到底有多少曾经存在的多态性位点随着进化而消逝，然而历史上人类种群之间所存在的多样性远比今天更多恐怕是不争的事实。或许关于黑猩猩种群多样性的研究能够给我们一点相应的提示。针对一群栖息在非洲山头上的黑猩猩的研究发现，该黑猩猩群体中的遗传多样性要超过当前地球上 60 亿人群遗传多样性的总和！

离开巴厘岛时，我更深地意识到人类对食物的选择以及人类自身所存在的多样性和异质性，这种多样性可能远非我们今天的经验所能完全理解。尽管在过去的一个世纪里大量动植物从这个世界上灭绝，然而依然有数万种食物可供我们选择。问题是，我们今天把自己的食物选择局限在几百种常见的动植物里，它们大多是经过人类改良和驯化的物种，人类种植和畜牧的技术破坏了这些食物中原来含有的那些功能强大的化学物质。殖民主义把农耕文明散播到了地球上的绝大多数角落，自然生境面目全非。今天，全人类的饮食都趋向于同质化。我们很难想象在过去的 1.2 万年时间里，人类一共丧失了多少遗传多样性，人类在多大程度上被趋同了。当人类暴露在复杂的野外环境、接触大量不同的化学物质时，他们的遗传多样性显然要比生活在这个时代的我们更为丰富。

在后面的章节中，我们将看到农业和畜牧业的兴起所带来的饮食习惯改变是如何戏剧性地重塑人类生理机能的。然而，食物改变对人类基因组的塑造并不只与 1 万～1.2 万年前发祥起来的农耕文明相关联。斯特拉斯曼（Beverly Strassman）和她的同事曾经这样总结："进化的原动力（自然选择、基因转移、基因突变和基因漂变）从人类进入农业社会之后就一直在我们身上持续发挥作用，人类的等位基因频率在这些压力下发生了改变。人类对于疟疾的易感性差别（将在本书第 3 章中详述）和乳糖不耐受（参见本书第 1 章内容）是两个经典的例证。"

斯特拉斯曼进一步认为那种石器时代饮食规范最适合今天人类营养需求的观点是完全错误的，因为这种说法显然忽视了一个重要事实，即人类的进化是多元而复杂的。我们身体的各种生物学特点并不是在某个时期——比如石器时代——突然出现并被固定下来的，相反，它们是在不同的阶段以不同的频率出现的。斯特拉斯曼针对农业文明变迁历史的研究证实，在所谓的适应和不适应之间并不存在一条清晰的分水岭。

我们的基因与我们的食物仿佛一对翩翩起舞的舞伴，早在第一个农民和第一个牧民出现在地球上之前他们就已经共舞了很长很长时间，这支舞曲直至今日依然未曾停止。引言中我所列出的那张表格里，有一些等位基因只存在于某些民族的人群中，这一事实使得那种试图为全人类提供一份相同的"最佳食谱"的努力显得很荒谬。人类对于这些基因的选择速度比我们预想的要快得多。这就是为什么进化美食学如此重视世界各地丰富传统美食的原因。今天，琳琅满目的传统食物依然在自然和社会进化中发挥着重要作用，就好像它们在石器时代中曾发挥过的作用一样。

第 3 章

蚕豆与疟疾
——一个基因的奇特两面性

让我们离开巴厘岛，前往撒丁岛[①]开始下一站旅程——从旧石器时代走进新石器时代。在撒丁岛，我们将感受农业文明的兴起以及社会进化对饮食行为的改造。考古学家曾经认为农业革命是一场在 1 万～2 万年前迅速席卷各大洲的风暴，生活在不同地区的人们似乎都在同一时间迅速走进了农业社会。但是，近年的研究已经证实，农业革命并不是毫无征兆地发生的。狩猎民族在之前很长的一段时间里就开始了食物选择、运输与储存的实践，这些长期的实践为农业文明做好了必要的准备。也就是说，农业文明并不是将之前的传统推倒重来，它既是一种革新，也体现了长期积累过程中的渐变。人类向农业文明的进化并没有一条清晰的分水岭，我们也不可能在突然之间就从旧石器时

---

① Sardinia，也译作萨丁尼亚，是隶属于意大利的岛屿，位于地中海，总面积约 2.4 万平方千米，是西地中海诸岛中面积仅次于西西里岛的第二大岛。——译者注

代跨入新石器时代。同撒丁岛一样，克里特岛的农民与牧民依然如同旧石器时代的先辈们一样在野外寻找可利用的植物与动物，这就是我们要探访这两个地方的原因。

在人类走入农耕文明最初的几千年里，一些基因、食物与文化的交互关系通过考古学与历史学研究变得非常清晰。相对于那些历史悠久的文明古国，这种基因、食物与文化之间的关联性证据在类似撒丁岛和克里特岛这样的岛屿上保留得更完整。撒丁岛的故事将告诉我们，气候、疾病、人类对土地的利用以及食物选择决定了历史在这里为我们留下一个具有两面性的基因：一方面，这个基因似乎会导致某种遗传疾病；另一方面，这又是人类对于当地生境的深层次适应结果。发生在撒丁岛的基因与食物交互作用并非一成不变，当人类进入新石器时代，撒丁岛人便面临着来自疾病的强大选择压力。在这种特殊的压力下，进化在不知不觉中快速地发展。

春季是撒丁岛最为缤纷的时节，群鸟飞舞，蜜蜂在烂漫的花丛中忙忙碌碌，还有大片大片的蚕豆——这也算是撒丁岛土生土长的物种之一。对于我们来说，这也是思考饮食发展历史的好时节，我们将在这里考察从狩猎文明向农业文明转化的过程中，是什么力量将基因塑造成今天我们所看到的这番模样。

我们在春意最浓的时候登上撒丁岛西岸，成片的农作物向悬崖边延伸。尽管如此，撒丁岛并不是一个被过度开垦的岛屿，野生植物和动物依然保留着自己的生存空间。在海岸线边的平原地带，形态各异的野花、野草正在这个生机勃勃的季节里争芳斗艳。

撒丁岛上的鸣禽如同这里的繁花一般夺人眼球。这些候鸟栖息在中西部海岸线的湿地和灌木里，它们中有许多甚至是飞越撒哈拉沙漠和地中海来到这片鸟类天堂的。在邻近港口城市奥里斯塔诺（Oristano）

的栖息地里，丰富的花蜜和昆虫为这些候鸟提供了源源不断的食物，它们在此筑巢、求偶并繁衍后代。充满自然诗意的场景依然交织在撒丁岛人的生活画面中，尤其在生机盎然的春天里，生命的悸动洋溢在这片大地上。

然而，当我们阅读相关资料的时候，却发现许多撒丁岛人并不像自然界中的动植物那样向往春天的来临。数千年来，当地居民在天气日益温暖时，都不得不面临疟疾的威胁。对于部分居民来说，还必须承受一些因为食物所引起的生理不适。这种由食物引起的健康问题正是我们选择在春天踏上撒丁岛的原因。即使你没有接受过任何科学训练，也很容易发现食物与健康之间的这种奇妙联系。

在奥里斯塔诺，我们被邀请来到一所高中的教室。在那里我们亲眼见证了曾经在资料中阅读到的那种情况：在这个万物复苏的季节里，学生们并不像窗外那些啁啾而鸣的小鸟或者争奇斗艳的花草般充满青春活力。我们在整个教室中都感觉到一种萎靡不振的情绪，似乎有什么东西抽干了这些年轻人原本旺盛的精力与能量。放学以后，我询问了一些学生，很多人向我描述他们感到疲倦、头晕，甚至想要呕吐，男孩子的症状似乎更明显一些。

当地的医生告诉我们，对于撒丁岛的孩子来说，春季总是一个难挨的季节。在这个季节里，很多男孩在夜里会饱受失眠和噩梦的困扰。一些男孩在睡梦中被惊醒，试图起床上个厕所来舒缓一下情绪，却发现尿液呈现酱油色或者鲜红色，这是半夜里急诊室经常会碰到的情况，无论是男孩自己还是他的家人都会对此感到很恐惧。患者一般会在医院接受输血治疗，直至血尿消失。

我们来到撒丁岛的时候正值斋戒日。许多意大利天主教徒在斋戒期间不吃肉类和奶制品，斋戒可能在一定程度上加重了疲倦、头晕等不适的症状。但是斋戒无法解释为什么地中海地区其他民族的年轻人在同样的季节也会感到相似的不适。生活在尼罗河流域的科普特基督教徒①（Coptic Christian）在这个季节里会表现出与撒丁岛年轻人类似的症状，尽管他们在斋戒中禁食的东西和天主教徒并不相同。类似的情况同样发生在农业文明摇篮底格里斯河②（Tigris River）流域的穆斯林年轻人身上。这些症状在历史上一直被当地人称为"巴格达热"，事实上它们更类似于现代医学所描述的贫血③。

　　关于巴格达热的描述在希腊人和波斯人的历史记载中可以追溯到数千年以前，然而直到近 50 年，科学家才意识到虽然巴格达热与我们接触的环境、物质有关，但是它是一种具有极强遗传易感性的疾病。透过进化与文化的视角，这一疾病的发生是一种基因对特殊环境和食物的适应性行为，而这正是伴随着地中海沿岸灌溉农业的兴起而逐渐发生的。

　　其实，无论撒丁岛人还是阿尔巴尼亚人、希腊人、埃及人或者波斯人，他们的症状都不是由斋戒引起的，斋戒与我们所看到的情况没有必然联系。也就是说，并不是因为他们缺乏某种营养而生病，事实上是因为他们接触了某些物质从而引发了我们所看到的症状。吃蚕豆或者吸入蚕豆花粉才是导致疾病发生的直接原因。因祸得福，这些年轻人却获得了对于疟疾更强的抵抗力。

---

① 科普特人泛指在尼罗河流域信奉基督教的埃及人。——译者注
② 流经西亚的著名河流，源于土耳其境内安纳托利亚高原东南部的东托罗斯山南麓，流经土耳其与叙利亚后进入伊拉克境内，与幼发拉底河汇合后注入波斯湾。底格里斯河与幼发拉底河流经区域被称为两河流域，是古代文明发祥地之一。——译者注
③ 通常是指外周血单位体积血液中的血红蛋白量低于正常值下限。贫血患者常常伴有低热症状，所以这种疾病在当地称为"巴格达热"。低热是最容易发现的症状，而其实际原因则是长期的贫血。本文所描述的贫血属于溶血性贫血，即血管内的红细胞被破坏，导致贫血。溶血后的红细胞释放大量血红蛋白，这些血红蛋白在肝脏中被代谢为胆红素后进入血循环，一部分通过尿胆原的形式从尿中排出。由于尿胆原是有颜色的，因此这些溶血性贫血患者会出现茶色尿、酱油色尿等血尿表现。——译者注

疟疾是一种可怕的传染病。数千年来，它都是地中海沿岸居民的首要致死原因。虽然嗜睡、头晕、恶心以及血尿等症状不是什么好事，可是在这种被称为巴格达热的疾病背后，却是大大增强的抵御疟疾的能力。

在过去的5 000年里，疟疾在地中海沿岸的流行区域曾发生过戏剧性的变化。当第一批农民开始在海岸边耕作灌溉，他们就被一种叫作按蚊的蚊子叮上了。按蚊最喜欢在湿地与沟渠中生活繁殖。当它们吸食人血的时候，会把一种叫作恶性疟原虫①的微生物注入人的血液。疟原虫是疟疾的致病源。疟原虫感染人体后，会聚集到肝脏里，并且在肝脏中繁殖。在感染两周之后，大量疟原虫破坏肝细胞，重新释放入血，并侵袭血液中的红细胞。今天，依然有大约30亿人生活在疟疾流行区，换句话说，世界上有将近一半的人正面临疟疾的威胁。尽管药物治疗已经获得了长足进展，灭蚊运动也在大规模开展，然而每年依然有8亿疟疾患者，并且有200万人最终会死于疟疾。当然，近些年疟疾的死亡人数已经要远低于过去的水平。你也许很难想象在有效的治疗手段出现之前，疟疾是如何在地中海沿岸肆虐的。而我们需要进一步去想象，假如没有蚕豆和疟疾这一奇妙组合所塑造的奇特基因，因疟疾死亡的人数可能会远不止历史为我们记录的数目。

尽管知道能帮助自己更好地抵抗疟疾，地中海地区的很多岛民依然不清楚自己对于蚕豆的强烈反应到底是上天的恩赐还是惩罚。一名希腊农民曾经向我描述过自己的矛盾心情。

"一些人有这样的烦恼：他们不能吃蚕豆，也不能接触蚕豆花

---

① 疟原虫是一种单细胞原生动物。导致人类疟疾的疟原虫有恶性疟原虫、间日疟原虫等多种。其中，恶性疟原虫是导致恶性疟疾的主要病原微生物。疟疾主要表现为周期性发作的高热，伴有溶血性贫血、肝脾肿大等表现，严重者可诱发急性溶血性贫血。——译者注

粉，甚至不能吃食用过蚕豆的鸟！我们称之为'蚕豆病（favism）'。有趣的是，正是这些患有蚕豆病的人，他们却能够抵抗疟疾，不会患上重症疟疾。然而，这些人并不是单纯不能接触蚕豆，他们对一些药物也异常敏感，而且不能闻樟脑丸的味道。一旦医生通过检查获得确切的结论，这些孩子就会戴上一个标签，以表明哪些东西是他们不能接触的。"

命运时常难以捉摸，谁能想到携带恶性疟原虫、在撒丁岛曾经不可一世的按蚊最终会倒在 DDT 的喷口下？而基因和疾病之间的相互关系同样让人难以参透。科学家在世界各地都观察到与撒丁岛类似的现象：

1. 一些人群所携带的基因变异使得他们无法合成足够量的某种酶，由此导致他们摄入特定食物或者药物之后会产生某些疾病症状。然而，因为这种酶活性的缺失或者降低，他们同时获得了对疟原虫的免疫力或者抵抗力。

2. 约 4 亿人（大约占全人类的 7%）能够通过这种遗传适应完全免疫疟原虫感染。在这些人中，大约 1 亿人在食用某些特殊的食物之后可以完全改变免疫应答过程，阻止疟原虫在体内成熟与繁殖。

3. 在 G6PD 基因上，目前已经发现至少 78 种不同的变异均能在一定程度上抵抗恶性疟原虫的感染。这种基因层面上的变异是我们了解自然选择如何在我们面临不同环境压力的过程中发生作用的良好参照。

令人惊讶的是，这种关于基因与巴格达热之间的关系既不是在类似撒丁岛这样历史上饱受疟疾摧残的地方发现的，也不是在底格里斯河流域、幼发拉底河流域或者尼罗河流域这样的疟疾高发区发现的。寻找基因与疟疾免疫力之间的关系最初并不是针对自然选择的研究，而是从研究非洲的镰状细胞贫血开始的。牛津大学的肯尼亚研究生艾利森（Anthony Allison）早在20世纪40年代后期就发现镰状细胞贫血似乎和疟疾免疫之间存在某种联系。

艾利森在对世代居住在疟疾肆虐地区的非洲裔人进行血液检测的时候发现镰状细胞贫血的发病率在这些人中间异乎寻常地高。虽然有一些人在年龄很小的时候死于镰状细胞贫血，但是活下来的人却不容易被疟原虫感染。这些形态不正常的镰状红细胞会在毛细血管中被破坏，也就同时消灭了寄生在红细胞中的疟原虫。镰状细胞贫血目前已知是一种由单基因编码的遗传病。在两个等位基因中，如果只有一个突变，那么这些在毛细血管中被破坏的红细胞刚好能够消灭疟原虫，同时又不至于因为太多红细胞被破坏而严重影响毛细血管中的氧气交换过程，达到了一种奇异的平衡。换句话说，镰状细胞贫血确实令部分患者死亡，但是也保护了许多人免受疟疾困扰。

遗憾的是，艾利森的发现并没有引起美国科学家的重视。同一时期，美国政府正在位于伊利诺伊州的Stateville监狱开展一项与疟疾相关的研究，其出发点却截然不同。他们想要弄明白的问题是，为什么朝鲜战场上的许多非洲裔和意大利籍美国士兵没有死于疟疾，却因为服用抗疟药而死亡。

20世纪50年代初期，考虑到远东地区海岸线旁的湿地生活着大量携带疟原虫的按蚊，大多数被派往朝鲜作战的美军士兵都会常规服用伯氨喹以预防疟疾。伯氨喹在当时还是一种治疗疟疾的新药，卫生当局原本以为这种新药能够避免非战斗性减员。没想到适得其反，相当一部分非洲裔美军士兵在服药后死亡。此外，伯氨喹还导致10%～15%的北非、中东和地中海移民后代的美军士兵患上急性溶血性贫血。美军最高医疗长官对此深感不解，他要求Stateville监狱的犯人作为"志愿者"帮助军队找出其中的原因。

因此，Stateville 监狱开展了一系列针对疟疾的实验研究。站在今天的角度来看，这是完全不符合伦理规范的，因为研究具有极大的风险，甚至可能导致受试者死亡。实验将犯人分为两组：第一组是对伯氨喹敏感的非洲裔美国人，这些人在服用伯氨喹后会出现溶血等反应；第二组则是对伯氨喹不敏感的人。研究人员采用输血的方式将两组人的血液混合，即将第一组人的血液输入第二组，而将第二组人的血液输给第一组人。输入的红细胞采用放射性铬进行标记，以便观察。实验的结果是，当第二组人的血液被输入第一组人体后，给这些对伯氨喹敏感的人服用伯氨喹，输入的红细胞并没有发生病理性改变；而把第一组人的血液输入第二组后，给这些对伯氨喹不敏感的人服用伯氨喹，这些输入的红细胞立刻被破坏了。

为了搞清楚其中的原因，研究人员找到了芝加哥大学的内科医生卡森（Paul Carson），希望他能解释实验中所观察到的现象。卡森是一个对各类化学物质所引起的生理反应有浓厚兴趣的科学家，同时他也是一个长于巧妙设计实验的人，因此他正是军方所需要的专业人员。当时，其他一些研究疟疾的科学家已经提出，那些对伯氨喹过敏的人可能存在某种红细胞缺陷，这种缺陷也许来源于遗传，也可能源自其他因素。人们期待卡森针对谷胱甘肽还原酶的研究能够解开这一谜团，因为谷胱甘肽在保持红细胞完整性方面发挥了核心作用。

卡森为此设计了一个非常简单的实验，并且于 1956 年在《科学》（Science）杂志上报道了自己的研究成果，这篇论文只占据了一个页面的篇幅。卡森的实验表明，他所研究的 4 名对伯氨喹过敏的非洲裔美国人均存在谷胱甘肽还原酶缺陷。谷胱甘肽还原酶在红细胞氧化-还原代谢中发挥作用，它可以保证红细胞内的谷胱甘肽以还原态的形式存在，而还原型谷胱甘肽对于红细胞膜稳定性的保持具有重要作用。对于那些缺乏谷胱甘肽还原酶的人来说，伯氨喹仿佛起到了扳机的作用，诱发原本就不够稳定的红细胞被破坏而产生溶血；同时，由于谷胱甘肽还原酶缺陷影响了红细胞的正常氧化途径，导致疟原虫无法获得足够的能量，也就无法生长繁殖。

《科学》杂志的读者当时并没有意识到卡森的研究开创了一条先河，即我们在遗传层面对某种药物的适应最终表现为某种酶的缺陷。换句话说，公众在当时所注意到的是这些带有酶缺陷的人可能对蚕豆过敏，他们没能联想到的是这一缺陷反映了不同民族和人群在这一问题上所共享的极为相似的进化经历。与那些注射青霉素后发生急性过敏性反应的情况不同，这些发生溶血的人只是缺乏了足够的酶活性。当他们摄入了某种外源性食物（比如伯氨喹）之后，酶活性无法保证细胞内正常的氧化代谢活动，从而引起疾病。目前已经知道，引起这一系列问题的关键酶是葡糖-6-磷酸脱氢酶，也被简称为 G6PD。

在过去半个世纪里，G6PD 这个缩写并不被大多数人所熟悉，即使已经有数百万家庭因为科学家对 G6PD 致病机理的阐明而获救，我们也没有意识到类似卡森这样的医学家为我们所做的贡献到底有多大。在卡森之后，另一个为 G6PD 研究做出重要贡献的科学家是莫图尔斯基（Arno Motulsky）。莫图尔斯基教授是受到卡森实验的激励才开始从事生化研究的。他对卡森发表的结论感到极大兴趣，并且在此后的 50 年里追随着这个方向研究了许多其他疾病。遗传药理学（pharmacogenetics）和营养生态遗传学是两个由他一手建立的学科分支。

莫图尔斯基在阅读了卡森的论文之后，马上回想起进化生物学家和不可知论者霍尔丹（J.B.S. Haldane）提出的一个奇特假设。霍尔丹

1949 年发表的科学散文《疾病和进化》(*Disease and Evolution*) 中描述了这一假设。莫图尔斯基鬼使神差地在这两者之间找到了联系，他尝试用卡森的实验事实来证实霍尔丹的理论假设，由此获得的成果拯救了地球上数以千万计的生命。

当时的生化学家自然看到了卡森和他的同事们所从事的前沿研究所蕴含的巨大潜力与机会。然而，除了莫图尔斯基以外，并没有人意识到霍尔丹的进化理论可以成为解决实际生化问题的潜在方法。在那个时代，大多数生化学家都不了解进化理论，也没有受过相应的训练。更加糟糕的是，霍尔丹晦涩难懂的行文风格让医生和医学研究人员很难真正理解他所要表达的意思。类似卡森和莫图尔斯基这样的科学家最初并不是为了生化研究而了解霍尔丹的理论，相反，他们首先了解霍尔丹是因为他是一个来自英国的无神论者，并且在印度从事许多政治活动。

霍尔丹曾经这样表达自己的不可知论思想："宇宙不但超乎我们的理解，甚至超乎我们的理解力。"霍尔丹半开玩笑地说过，如果我们的进化理论无法完全解释地球上所存在的复杂生物多样性，那么就必然存在一个"疯狂热爱披头士"的上帝。也许你不难想象，对于当时的医生和实验室研究人员来说，霍尔丹的思维实在是太过超前了。

然而，少数生化学家接受了霍尔丹的观点并将他奉为鼻祖，一直致力于证明世界上的所有多样性——包括疾病和感染——都可以通过进化的观点进行解释。早在 1938 年，霍尔丹就提出，在工厂上班的工人对于工厂环境中所存在的各种有毒物质可能具有不同的易感性，了解这种遗传上的差异将可能拯救许多工人的性命。不幸的是，医学家在此后的几十年里都没能开发出霍尔丹所建议的"筛查"方法以寻找出这些工人在易感性方面的不同。

与主流学界因为技术困难而放弃证明霍尔丹的理论不同，莫图尔斯基被霍尔丹关于感染性疾病与进化之间联系的描述激起了兴趣。在《疾病与进化》中，霍尔丹猜想诸如地中海贫血和镰状细胞贫血这些被称为"红细胞缺陷"的"疾病"可能在一定程度上是一种在长时间暴露于疟疾感染威胁下的进化适应，结果是使易感人群获得对抗感染的保护。霍尔丹认为，至少在过去的 5 000 年里，感染性疾病成了一个重要的自然选择压力，并影响我们的进化过程。

正是站在这一立场上，莫图尔斯基意识到，卡森发现的 G6PD 缺乏正是霍尔丹所描述的那种"红细胞缺陷"。当抗疟药和这种酶缺陷相互作用，疟原虫将无法继续感染宿主，因为药物完全打断了疟原虫生长、繁殖和播散所需的红细胞氧化-还原路径。

距卡森在《科学》杂志发表论文仅仅一年，年轻的莫图尔斯基就从以色列和意大利科学家的研究中发现了另一个令人困惑的问题：引起伯氨喹过敏的 G6PD 缺乏在地中海沿岸地区却引发了另一种不同的表现。在那里，人们在食用蚕豆或者吸入蚕豆花粉后表现出了类似服用伯氨喹所导致的症状。莫图尔斯基猜想，这些人的祖先可能也一直生活在疟疾高发区域。莫图尔斯基和他的同事很快开发了一种检测方法以验证自己的假设。这种筛查方法能够很方便地检测个体是否存在 G6PD 缺陷，然后通过询问调查以了解受试者是否对蚕豆或者蚕豆花粉过敏。

一年以后，莫图尔斯基前往希腊和撒丁岛以验证在这个疟疾流行区域是否有什么线索可以把疟疾感染和蚕豆联系起来。他同时在阿拉斯加选取了一组对照人群。阿拉斯加本地虽然也是蚊子疫区，但却不是疟疾流行区。历史上，阿拉斯加并不出产蚕豆，只是在晚近才开始种植一些豆类作物。

通过在希腊和撒丁岛的研究，结合其他合作者在另一些国家开展的类似研究，莫图尔斯基发现 G6PD 缺乏人群在地中海沿岸的分布与疟疾和按蚊流行区域惊人的一致。蚕豆病高发地区也正好是携带疟原虫的按蚊最为肆虐的区域。简单来说，霍尔丹的假设是正确的，蚕豆病并不是影响男性突变半合子的简单"疾病"或者"缺陷"。

现在，我们清楚地了解蚕豆病是一种伴性遗传病，其致病基因位于 X 染色体上。女性有两条 X 染色体，所以携带两个 G6PD 基因。在这两个 G6PD 等位基因中，只要有一个是正常的，就能保证足够的 G6PD 酶活性。只有当女性携带两个致病的 G6PD 等位基因时——这种情况被称为纯合突变——她体内的酶活性才会降低。由于男性只有一条 X 染色体，所以男性只要携带致病基因——也就是半合子状态——其 G6PD 酶活性就相对不足。纯合突变女性和男性半合子在某些情况下会表现出贫血的症状，这种遗传方式被称为 X 连锁隐性遗传。

与所有的 X 连锁隐性遗传病一样，半合子男性是人群中的主要患者来源。对于蚕豆病来说，由于完全没有正常的等位基因，半合子男性的 G6PD 酶活性非常低，携带地中海型 G6PD 等位基因的男性其 G6PD 酶活性尤其低。这些男性对于红细胞氧化－还原过程受损异常敏感，这使得他们能够更好地抵抗疟疾感染，但是同时也让他们更容易因食用蚕豆或者服用某些药物出现溶血。那些我在撒丁岛高中看到的没精打采的男孩，以及半夜里出现血尿或者发热的男孩，无疑都是 G6PD 致病基因半合子携带者，他们从母亲那里遗传到了一个"异常"的等位基因。

莫图尔斯基今天依然在从事关于疾病如何引起遗传适应的研究。我最近在他的家乡西雅图和他交谈的时候，他提醒我蚕豆病依然是当前认识最明确的有关基因、疾病和食物交互关系的例子。

"蚕豆病也许是迄今为止能最好解释遗传药理学概念的例证。假如你不巧存在 G6PD 酶缺陷，它本身并不一定导致严重后果；假如你吃蚕豆，但是不存在 G6PD 酶缺陷——就好像撒丁岛的大多数女人一样——那也没有问题，酶活性正常的人服用抗疟药也不会产生任何问题。关键是，把这些因素结合在一起，就可能导致致命的结局。"

20 世纪 50 年代许多研究发现不少新药所产生的副作用都和遗传相关。伴随着这些进展，遗传药理学这一分支学科开始茁壮成长。莫图尔斯基的研究证明，这种和遗传相关的基因–药物相互作用与传统认知中的那些由过敏原所导致的过敏反应有所区别。和其他一些遗传药理学家不同，莫图尔斯基并没有把自己的视线局限在遗传背景和新药以及环境中存在的所谓"外源毒素"之间的交互关系上。相反，他的研究视角一直延伸到这些表面关联背后的进化过程中。尽管对于大多数人来说，伯氨喹是一种人们过去从未接触过的化学物质，它可能使我们的遗传物质不适应，引发溶血，但是，蚕豆却是在地中海区域长期存在的食物，我们不能把蚕豆看作"外源毒素"。无论在撒丁岛还是波斯抑或埃及，人们世世代代都在食用蚕豆。

莫图尔斯基曾向我解释他当时是如何去开拓自己研究领域的。在他看来，把那些能够诱发某种遗传病的环境因素都当作过去不曾接触过的"新物质"来看待并没有实际意义："我很快意识到，我们必须为遗传药理学绘制一幅清晰的理论框架，这就是营养生态遗传学出现的最初动因。我第一次正式使用这个名词是在 1974 年出版的书里。"

对于营养生态遗传学有多种不同的定义方式。我个人是这样来界定这门学科的：作为一门跨学科的专业分支，营养生态遗传学所着力研究的是在漫长的人类历史中，对于食物的特殊选择如何塑造今天我们所看到的人类遗传多样性。这种食物与遗传基因之间的内在联系反

映了每一个不同民族面对特殊环境压力做出的适应行为。随着研究的
逐渐深入，我们慢慢意识到遗传多样性是对类似疟疾这样的致死性疾
病以及多种环境因素的应答，而这种环境选择压力促使了生物和社会
的进化。当莫图尔斯基和他的同事最先提出营养生态遗传学这一概念
的时候，我们还远未了解传统食物在人类适应、辐射并最终形成多样
性民族与人群的过程中所发挥的作用，直至今天我们才对此有所理解。

　　我必须提醒你的是，几乎没有人类遗传学家相信霍尔丹所提出的
自然选择——通过疾病或者其他选择压力——是人类种族和人群分化
的重要驱动力这一观点。虽然越来越多的医学生开始了解遗传学和分
子生物学的基础理论，但是还原论和机械论的思想阻碍了他们从进化
的角度去接受营养生态遗传学（现在有时也被称为群体遗传学）的概
念。当医生接诊对不同食物、药物或者化学物质产生不同病理生理反
应的患者时，他们只是将这些病理生理改变作为个体现象，并没有去
思考这些病理生理变化是否和某个人群的特殊生活环境以及文化历史
相关。只有一小部分流行病学家和遗传学家从人群进化的角度去探索
疾病、食物和环境之间的相互关联。而这小部分人又被分为两派，一
派认为自然选择在人类遗传多样性的发生中起主要作用，而另一派则
认为这种多样性主要来源于随机的基因突变。

　　以今天的眼光回顾过去，显然当时的生物学家们并不相信人类对
疾病、食物和环境压力的适应真的是自然选择的作用。1974 年，生物
学家和人类学家在澳大利亚的一次会议上展开了一场讨论，他们竭尽
全力试图搞清楚到底是随机突变还是自然选择才能更合理地解释客观
存在的人类多样性。看起来大多数人并不相信在过去的一万年里环境
因素依然在不断改变人类的进化进程和生物学特征。

　　由于遗传学家普遍掌握了一些复杂的生物化学和统计学工具，他

们已经对进化理论是否能够解释自己的发现失去了兴趣。当时流行的是使用遗传学和统计学模型拟合长期的人类统计学数据。这些遗传学家完全不在乎他们所获得的统计数据是否符合某种自然选择或者进化模式。在那次会议上，尽管关于疟疾是镰状细胞贫血和蚕豆病自然选择中重要环境压力的演讲令人印象深刻，科学家在会后只承认非洲的镰状细胞贫血是一种由选择而形成的多态性，他们很奇怪地以"疟疾疫区的蚕豆病患者与其他人在感染疟疾后的病死率差异缺乏足够的数据支持"为由，拒绝承认莫图尔斯基所提出的关于 G6PD 缺陷能够抵抗疟疾感染的理论。

尽管莫图尔斯基的理论受到了当时学界的阻挠，然而在 25 年之后，几乎所有研究疟疾的学者都已经承认了自然选择的作用。今天，没有人怀疑 G6PD 缺乏人群的分布规律正是在疟疾这一生存压力下自然选择的结果。事实上，我们现在已经可以相当明确地说，G6PD 缺乏症患者最多的撒丁岛也恰恰是历史上疟疾病死率最低的地区。

撒丁岛之所以成为科学家最早发现自然选择在人类对疾病和饮食应答中发挥重要作用的地方，其原因可能在于历史上撒丁岛人一直是受恶性疟原虫侵害最为严重的人群，这与撒丁岛适合按蚊生存的自然条件有关。正如布朗（Peter Brown）曾经指出的，在大约 2 000 年的时间里，撒丁岛一直是地中海沿岸疟疾最高发的地区，疟疾在撒丁岛的发病特点是具有季节性、高发病率以及高病死率。

根据史前时期的考古发现资料推测，疟疾至少在公元前 4 000 年就已经出现在撒丁岛。在大约公元元年左右，撒丁岛居民数量达到了 35 万人的高峰，这时候疟疾已经呈现流行传播的趋势。到公元 1300 年，撒丁岛居民数量锐减到只有 8 万人。在此后的 180 年里，撒丁岛上半数的村庄因为疟疾传播和感染而被废弃。在疾病传播最严重的西部沿海，72% 的村庄因为疟疾而消失。尽管撒丁岛人口数在 19 世纪逐渐恢复并增长，然而在 19 世纪 20 年代的 6 年中，撒丁岛发生了疟疾大流行，至少 50 万人感染了疟疾。直到二战结束后，洛克菲勒基金（Rockefeller Foundation）资助了撒丁岛的灭蚊行动，使用 DDT 喷洒全岛适合按蚊生存的每一个角落，极大程度地限制了按蚊的繁殖，也就阻断了疟疾的主要传播途径。通过这一努力，疟疾终于得到控制，也使得疟疾不再成为驱动撒丁岛人自然选择的主要生存压力。

尽管如此，恶性疟原虫却在撒丁岛人的基因中留下了清晰的印记。虽然撒丁岛人不再需要服用伯氨喹去治疗疟疾，然而一些其他物质同样可以引起 G6PD 缺陷患者表现出急性溶血的症状，包括食用蚕豆。有一个问题令很多科学家感到困惑，假如食用蚕豆如同服用伯氨喹等药物一样可能引起急性溶血，为什么撒丁岛人还要吃蚕豆呢，他们难道不应该很早之前就把蚕豆剔除出自己的食物清单吗？

在撒丁岛沿岸的餐厅里普遍可以吃到一种用蚕豆制作的开胃菜：将蚕豆捣成豆泥，加入近十种不同的调味料，浇上柠檬汁和大蒜汁，最后将豆泥放入铺着橄榄油的餐盆里。这种以蚕豆泥为主要原料的菜肴同样被埃及人和希腊人所喜爱。在埃及，这种菜被称为 *ful mudammas*；而在希腊，则被称为 *koukia*。

事实上，包括撒丁岛人在内的大多数地中海沿海居民长期以来对于蚕豆都有一种矛盾心理。在希腊的一家咖啡馆里，一名当地历史学家曾经这样对我说："对于疟疾来说，蚕豆是一种良药，但是在其他情况下，又像是毒药。但是，除了吃这些豆以外，我们还能吃些什么？没有其他东西了！直到二战结束之后，我们的生活才有所改变。在过去的漫长历史中，我们不得不依靠它们来生存，因为这里实在太穷了。

我们必须吃身边能吃的一切——新鲜的豆子、晒干的豆子、发芽的豆子，甚至是这些植物的卷须与叶子。"

这种两面性从深层次反映了当地人对于贫血和疟疾这两种可怕疾病的内心恐惧以及随着历史进化而形成的脆弱平衡。希腊人甚至将豆类作为一种特殊的超自然力量来看待。他们将这种力量称为 lepos，因为它们既携带了来自父辈的信息，又决定了后代的生发。换句话说，蚕豆包含着一种神秘的生命循环，它既是对于先辈的传承，又决定了自身的宿命。对于他们来说，带着神秘光环的蚕豆既是一种吃起来危险的食物，也是一种种植起来同样危险的作物。诚如文化历史学者安德鲁斯（Alfred Andrews）在 1949 年所阐述的，在意大利和希腊，蚕豆都是一种带有图腾意味的食物。蚕豆经常作为贡品和仪式物品出现在晚春或者初夏的宗教仪式上。此外，天使丘比特（Jupiter）被禁止接触蚕豆甚至不能说出蚕豆的名称，而毕达哥拉斯（Pythagoras）也要求他的门徒不能食用蚕豆以及进入种植豆类的农田。在毕达哥拉斯生活的年代，人们坚信人类的灵魂被封存在蚕豆里。所以，在毕达哥拉斯看来，吃蚕豆和吃人是同样不能接受的："谁吃蚕豆就好像是在吃自己的父母一般，都是犯罪！"

其实，民间对这种既能在野外生存也可以人工栽培的植物所产生的恐惧与敬畏心理早在那些古希腊和古罗马哲学家警醒似的话语之前就已经长期存在。安德鲁斯观察到，在印欧语系中，没有任何一种植物或者动物能够像蚕豆那样和信仰相关联。古代地中海农民认为把蚕豆嚼碎后置于阳光下暴晒将散发出类似人类血液或者精液的味道，而那些被丢弃在田野里未成熟的蚕豆则会自发地变成血液。一些人把蚕豆当作壮阳药，而另一些人则觉得蚕豆会在胃肠道内胀气，在你完全不知道的情况下，这些气就能把一些东西变成另一些东西。很多人相信即使是枯萎的蚕豆花，一旦进入血管也能产生大量的神秘气体，这种气体聚集起来可以变成婴儿的脑袋或者女性生殖器。在希腊语中，蚕豆最古老的名称即起源于印欧语系中的"血液"和"嗜血"。

几乎所有地中海地区的人依然将蚕豆作为一种主要的食物，尤其在春季。诚然，关于蚕豆的种种传说和警告也依然植根于当地文化之中。同时，这片区域依然有大量的蚕豆病患者。这种食用蚕豆和蚕豆病之间的矛盾激起了一些具有敏感嗅觉的科学家的兴趣。营养人类学家卡茨从 1976 年就开始致力于阐明在撒丁岛以及地中海沿岸其他一些低洼地区存在的关于蚕豆、饮食习惯以及人类基因遗传之间具有不可分割的联系。顺着莫图尔斯基的思路，卡茨发现蚕豆几乎是所有 G6PD 缺乏症人群春季的主要食物，这种现象延续了成百上千年。卡茨注意到，在地中海的每一个岛屿、每一个沿岸国家，蚕豆当季的时节与按蚊开始繁殖的周期以及即将到来的疟疾流行季节都是高度吻合的。

卡茨提出了一个有趣的问题：在疟疾疫区的人食用蚕豆的习惯是否触发了对于 G6PD 缺陷的自然选择？换句话说，他怀疑食用蚕豆这一社会习惯在地中海地区人群的遗传进化中最终起到了协同自然选择的作用——因为这在本质上可能导致疟原虫无法在细胞内获得足够的氧气。卡茨发现，蚕豆在野外的分布区域以及大量种植区域和莫图尔斯基所描述的恶性疟原虫流行区域、按蚊肆虐区域和 G6PD 缺乏症患者聚集区域表现出惊人的一致。

卡茨和他的同事提出用生物-社会协同进化理论来解释为什么食用蚕豆和 G6PD 缺乏能够保护撒丁岛人免受疟疾的侵害，这些口口相传的关于蚕豆的"信仰"为什么又可以在一定程度上减轻蚕豆病患者的痛苦。卡茨是宾夕法尼亚大学的老师，我曾在费城一个寒冷的冬天和他一起共进晚餐。餐桌上有一瓶灰比诺葡萄酒和一大盘蛤蜊——没有蚕豆！酒过三巡，我们也慢慢热络起来，我发现卡茨对于蚕豆病的故事是如此投入，以至于已经有些难以自拔。

"这一协同进化过程可能早在 5 000 年前就已经开始。那时候，希腊人、意大利人和撒丁岛人开始在地中海西岸建立自己的村庄并且从事农业生产。当他们最初踏上这片土地的时候可能就开始食用野生蚕豆。在此后的几千年里，他们开始小范围地种植蚕豆作为食物。然而，直到他们在西海岸建立定居点并且发展灌溉农业，疟疾才成为一种强烈的选择压力以促使这种协同进化的发生。"

"请等一下，"我对他的话感到惊讶，"按照你的说法，这种由自然选择而形成的遗传适应只用了 5 000 年？你不认为自然界对于具有抵抗疟疾作用的蚕豆病基因选择似乎快了一些吗？ 200 到 250 代人，你那些认为人类从旧石器时代以来就保持着遗传稳定性的人类学同事们对此怎么看？"

"我对自己的看法有足够的自信。生物和文化的协同进化确实可以在如此短的时间尺度上发生。想一想乳糖不耐受是如何因人类开始从事畜牧业后出现足够的食物储备而被改变的。有很多科学家目前倾向于认为蚕豆病基因的自然选择可能在更早以前就开始了。因为在旧石器时代，人类所接触的许多食物里已经有与蚕豆相似的物质。只是这一过程随着沿海地区农业文明的发展而被大大加速了。人类选择的是在疟疾的干扰下适应下来，而不是逃进远离疟疾的山区。"

卡茨的观点为我打开了一扇崭新的大门，那是我未曾考虑过的一种可能，即人类在遗传层面对疟疾这样的疾病以及蚕豆这样的食物的适应可以在很短的时间尺度里——一千年或者数千年——得以实现。我猜想修补某个基因（比如 $G6PD$ 基因）所需的时间可能取决于疾病或者某种特殊物质对于人类生命的威胁程度。

我后来了解到，蚕豆本身含有一些其他许多植物所没有的物质。未成熟的蚕豆和蚕豆种皮中含有丰富的糖苷类物质，我们现代经常吃的洋扁豆中也有许多糖苷类成分。我们食用这些豆类之后，洋扁豆中所含的糖苷类物质会水解为小分子氰化物；而蚕豆中的糖苷则水解为蚕豆嘧啶和异尿咪，这两种物质都是强氧化剂。我们可能已经从很多渠道听说抗氧化剂是有利健康的，因为抗氧化剂能够结合身体里的游离自由基从而抑制肿瘤的形成。与此相反，强氧化剂则会加速自由基的生成与释放。同时，作为强氧化剂的必然属性，这些物质会参与细胞内的氧化−还原反应，最终破坏细胞内的还原型谷胱甘肽，而后者在保持红细胞膜稳定性方面发挥重要作用。卡茨通过一些实验证实，摄入过多蚕豆，体内的谷胱甘肽含量将急剧下降，其反应类似于服用抗疟药物。谷胱甘肽含量的下降干扰并阻止了恶性疟原虫的正常代谢和繁殖，因此食用蚕豆的人能够获得暂时抵抗疟疾感染的能力。这种食用蚕豆以抵抗疟疾的能力在那些 G6PD 缺乏者中被显著强化了。

尽管是相当精彩的科学推理，然而这是否足以证明蚕豆病患者和蚕豆之间真的存在必然联系呢？一些批评者认为卡茨在使用"协同进化"来描述基因与口口相传的蚕豆文化传说以及饮食习俗之间交互关系的时候有些过于随意。在卡茨看来，有一些事实能够很清楚地证实两者之间的协同作用。在撒丁岛以及地中海沿岸其他 G6PD 缺乏症高发地区，人们会避免食用还没熟透的蚕豆，并且不吃蚕豆皮，以此去除蚕豆中毒性最强的部分，以减轻由此造成的不良反应。根据卡茨的逻辑，如果这些缺乏 G6PD 的人不曾从先辈那里了解到如何正确食用蚕豆以尽可能地避免由此产生的不适，而选择完全拒绝蚕豆，那么他们也就无法在疟疾最为肆虐的时节获得最强大的抵抗力——那正是他们最需要这种抵抗力的时候。

关于当地居民对蚕豆的传统认识，最有意思的还不是他们历来对这种食物所持有的矛盾心理，而是他们懂得利用某些佐料去加强或者减弱蚕豆的这种特殊作用，我会在后文中详细解释。当地人在烹调蚕豆时所加入的佐料中，有一些能够增强氧化作用，而另一些则是抗氧化剂。也就是说，他们懂得如何去强化蚕豆对 $G6PD$ 缺乏者的作用，也懂得如何去削弱这种影响。

我并不是在撒丁岛了解到这一有趣现象的。有一次，我在夏威夷遇到了医学人类学家埃特金（Nina Etkin）。埃特金目前在夏威夷大学教书，她曾在全世界研究关于疟疾的传统药物治疗方法。在闲谈中我说起我从卡茨、莫图尔斯基以及其他一些科学家那里所听说的理论与研究，埃特金马上把对话从不着边际的山海经里拉回到关于疟疾的科学话题，她询问我是否考虑过蚕豆以外的其他强氧化物质，以及这些物质间的相互作用。

"加里，不妨关心一下在传统医学以及传统饮食中存在的其他一些氧化剂。它们与蚕豆一样具有抗疟疾作用，但是却不会引发其他强烈的病理生理反应。"

起初，我并未对她试图向我阐释的问题产生多大兴趣。但是，当埃特金向我提供了她的一些相关文章以及她参与撰写的关于疟疾的著作后，我还是花了几个月的时间边看边想，似乎希望从中获得什么。某天，重读埃特金关于抗疟植物的一篇文章时，我意外地注意到她所列举的那些具有强氧化作用的草药和香料，并且将这些植物的名字复述了一遍：迷迭香、桂皮、肉豆蔻、大蒜、洋葱、罗勒、丁香。你是不是在之前的文字中刚看到过其中某些植物的名字？

读到这里，我蓦然意识到自己先前所忽视的东西，并且感到豁然开朗。就在一天以前，我还查阅了罗登（Claudia Roden）、加里

（Patience Gray）和赖特（Clifford Wright）等人关于蚕豆烹饪中常用调味品的文章，他们所列出的那些香料名称和埃特金文章中的表述几乎如出一辙。这是一些在许多不同场合都被用在蚕豆烹调中的香料。而在另一些情况下，他们会使用诸如番椒、牛至这类抗氧化剂来烹调蚕豆。看起来人们早已学会如何通过烹饪技巧来强化蚕豆对于谷胱甘肽和 G6PD 缺陷的诱导作用，或者抑制这一过程，其方法取决于在烹调过程中所使用的不同调料。这种调料的组合并不是随机的，相反，这些都是在长期的自然实践中被人们最终认识并且传承下来的。无论在巴格达（Baghdad）、大马士革（Damascus）、贝鲁特（Beirut）、开罗（Cairo）还是卡斯巴（Casbah），抑或雅典（Athens）、巴勒莫（Palermo）、奥里斯塔诺[①]，人们都在使用相同的香料来烹调蚕豆。

　　我从土生土长的埃及科学家罗登那里了解到，一种被埃及人称为 *"baharat"* 的香料其实就是桂皮、丁香、多香果和蔷薇花蕾的混合调料，它可以增加蚕豆的氧化作用。在北美也有类似的香料，杂货商经常把桂皮、肉豆蔻、丁香、生姜和各种胡椒混合在一起制作出被称为 *"ras el hanout"* 的调味料，这也是一种氧化性物质。相反，我的黎巴嫩亲戚经常使用的 *"zaatar"* 则是用百里香、盐和漆树果混合而成的具有抗氧化作用的调料。

　　尽管人们在烹饪蚕豆时加入的调料可能存在地域差别，但是每个民族在不同季节都形成了固定的模式。加泰罗尼亚[②]（Catalan）有一道被称为 *"faves guisades"* 的菜，在陶罐中将迷迭香、百里香、大蒜、洋葱、牛至、西芹和蚕豆混合在一起，便制作出了这道甜美的佳肴。把

---

① 此处提到的都是地中海沿岸城市名称。巴格达为伊拉克首都，大马士革为叙利亚首都，贝鲁特为黎巴嫩首都，开罗为埃及首都，卡斯巴为阿尔及尔的著名文化古城，雅典是希腊首都，巴勒莫是意大利西西里首府，而奥里斯塔诺则是撒丁岛西岸的著名港口城市。——译者注
② 位于伊比利亚半岛东北部，是西班牙的一个自治区。——译者注

蚕豆浸泡在柠檬汁里，这样就能破坏蚕豆所含的氧化分子。取决于你在烹调蚕豆时所加入的不同调料，你既可以增强蚕豆的氧化作用以在流行季节更好地抵抗疟疾，也可以化解蚕豆的强氧化作用以免受贫血的折磨。

并不是某种特殊的习俗给我们设立了烹调蚕豆的调味"规范"，这些调味品的使用是在实践中自然传承下来的。这些氧化或者还原物质对于植物本身的生存也是必要的，它们能够帮助这些植物在独特的生境下更好地愈合创伤、消灭病原体或者抵御干旱。难道这些植物能够意识到体内的某种化学成分如何通过复杂的反应保护自己？显然不能。但是，这些化学物质在漫长的进化历史中确实在发挥作用，好似千百年来我们形成了烹调蚕豆的调味习惯一般。

这些来自自然的化学物质长期以来都在帮助地中海沿岸居民抵御疟疾这一可怕的传染病，即使居民们并没有理解内在原因甚至根本就没有意识到这一点，我也丝毫不感到惊讶。今天，我们已经对此了解很多。我们不再会为植物来源的化学物质具有某种治疗或者致病效果而感到奇怪，但我们依然讶异于这种作用的强大效用。

最大的困惑在于植物中所含有的这些功用独到的化学物质到底如何改变我们的遗传物质——这是令遗传学家感到棘手的问题。为了探究传统食物中的特殊成分究竟对于人群的生理代谢特征会产生什么程度的影响，我们将离开撒丁岛，绕过狭长的西西里半岛（Sicily），抵达克里特岛。在那里，一种健康的地中海传统食物将为我们带来感性的认识。

第 4 章

解密流行的地中海风味

我们沿着地中海海岸线继续这趟神奇的旅程。我们将在浩瀚无垠的海面上寻找那个或许是整个地中海区域最为干燥的岛屿，并且在那里探寻一些我们感兴趣的东西——所谓的地中海传统饮食。据说，传统的地中海饮食是适合全世界每一个文明人的食谱，它是我们祖先在饮食层面跨越石器时代步入现代文明的标志。尽管一些地中海饮食元素已经流传到世界的每一个角落，为了一探究竟，我们最好还是登上它的发源地。

在克里特岛①，我们将了解这些传统食材和加工方法到底是如何与当地的特殊环境相匹配的。身处这个相对有点与世隔绝的岛屿，克里特人向我们展示了他们从大地和海洋中获取营养并且以此建立起自己独特饮食风格的过程。通过这些世代生活在克里特岛上的居民，我们

---

① 希腊地名，位于地中海北部，是希腊的第一大岛。克里特岛拥有悠久的历史，是地中海文明的发源地之一。著名的米诺斯文化就发祥于克里特岛。后文说到的伊拉克利翁是克里特的著名港口城市。——译者注

会更深刻地理解人类对于环境的适应并不是某个基因与某种特殊食物的简单组合。相反，传统民族食物都是在许多基因与复杂文化背景交融中自然形成的。

甫抵达伊拉克利翁（Iráklion）港口，当地香气四溢的传统美味就牢牢吸引了我们。我们在超市里买了许多原产当地的食物，包括橄榄油、绵羊奶酪、拉克酒①和茴香酒②。这些东西在超市里并不难找，因为超市卖的绝大多数都是当地产品。偶尔可见的进口食品，无论在食材的新鲜度、味道还是感官质地上，都无法与这座岩石林立且多盐的岛屿上出产的产品相媲美。斯坦（Gertrude Stein）对于食物和土地之间联系的描述用来形容克里特岛可以说再合适不过了："所谓一方水土养一方人，正是他们的创造、他们所从事的工作、他们食用的食物以及他们饮用的水造就了那个地方独特的人。"

要品尝到克里特岛的正宗风味，我们有两种不同选择：离开港口，我们可以沿着海岸散步，并且入住海岸线上的旅游酒店；或者我们可以深入岛屿内陆的山区。在那些陡直壁立的山岩中坐落着一座又一座村庄，农民们在峭壁之间巧妙地找到一块块可以耕种的土地，并且在那里用围栏——防止羊群破坏——围起一片又一片葡萄园、橄榄园、豆类种植园或者其他农田。

毋庸置疑，克里特的海滨是令人眷恋的。伴随着布祖基琴③悠扬的曲调，品尝乌贼、章鱼、海鲷、鲻鱼以及各种海洋赋予克里特人的美味，是一件无比惬意的事。然而，只有深入克里特的山区和高原，才能领略那些不同于希腊其他地方，甚至不同于克里特海岸平原的特殊

① 一种由葡萄和大茴香酿制的酒。——译者注
② 茴香酒，是希腊的著名特产。——译者注
③ 一种当地乐器，类似于曼陀铃。——译者注

风味，那种 6 000 年来几乎未曾改变的传统风味。如果要简单概括这种地道的克里特风味，那就是把食物浸泡在橄榄油里，铺上略带苦味的野菜菜底，配上各种各样的豆——鹰嘴豆、大白豆、小扁豆等——以及大麦制作的面包干，就着发酵而来的松香味葡萄酒或者蒸馏而来的拉克酒和茴香酒一起食用。你当然也能吃到蜗牛、羊肉等其他食物，或者节令性的贝壳、凤尾鱼等。但是，在所有的食物中都有橄榄油、野菜和豆，这三者中缺少任何一种元素都不是正宗的克里特风味。

　　在世界范围内，克里特饮食都以能够延长寿命以及降低心脏病发病率而备受美誉。在过去的 20 年里，全世界成千上万的人都在阅读那些兜售克里特传统饮食的书籍与杂志。这些文章试图使人相信，克里特传统食谱是当今世界健康饮食的典范。在读者群中，有部分已经患上了心脏病，因此他们希望找到一种方法避免疾病恶化或者发生急性心肌梗死等严重情况。还有的医生让很多人相信，如果还希望保持健康并且保住性命，那么遵循地中海传统饮食原则是他们的最后希望。我并没有做过确切统计，不过估计此刻全世界至少有几百万人像克里特人一样在规划自己的食谱——尽管其中绝大多数人从未到过克里特。虽然不可能存在那种适合所有人群的饮食原则，许多美食作者依然认为无论对于城市居民还是乡村居民，地中海传统饮食都是我们应该采纳的正确方案，无论你的祖先是否来自克里特岛。

　　事实上，这就是我的妻子——医学人类学家劳丽（Laurie Monti）——也一同来到克里特岛参与这次为期一周的小范围调查的原因。作为一个有经验的公共卫生领域研究者，她希望亲眼看一看这些传统饮食规范到底是否适合当代欧洲人和欧裔美国人。劳丽曾经在全世界多个国家从事过关于传统饮食、医学和健康方面的研究工作，她也曾经作为医护人员为那些身处困境中的人们提供医疗帮助。

　　地中海传统食物对于健康是否有益是一个具有实际意义的问题，因为目前这种食谱被普遍采纳用来预防全世界头号死亡因素——心脏病，并用来改善疾病预后。如果在心脏病的基础上再算上动脉粥样硬化、糖尿病、癌症以及其他一些与营养密切相关的慢性疾病，这几乎囊括了全美 60% 的死亡原因。尽管世界范围内还有很多其他民族的传统饮食也有预防和减轻这些慢性疾病危害的作用，但是人们似乎更愿意把赌注押在地中海传统食谱上。

　　地理学家阿尔博（Leland Allbaugh）可能是第一个提出克里特传统饮食能够为现代人提供平衡营养需求的人。近些年经常被提到用以阐述和证明阿尔博这一观点的是基斯（Ancel Keys），此人因为美军士兵提供"K 口粮"配给而闻名，此后又参与了 7 个国家共同开展的关于这一假设的研究。这项比较研究是该领域第一个既引述了人类学信息又进行了精确定量的营养学研究。基斯的研究团队发现居住在克里特半岛山区居民的冠状动脉疾病死亡率是 9/10 万，远比任何其他地区居民的冠状动脉疾病死亡率低。令人吃惊的是，该研究中取样的美国人冠状动脉疾病死亡率比克里特山区居民高 40 倍，即便这些克里特岛居民摄入的脂肪总量是美国人的 3 倍，是其他地中海人群的 1.5 倍。

　　基斯等人在发表研究结果的时候肯定很担心，因为这看起来更像是引人走入歧途的歪理邪说——摄入更多脂肪有益健康。不过，世界卫生组织（WHO）在 1987 年开展的另一项大规模研究打消了他们的顾虑。WHO 的这项研究获得了相似的结论：在克里特岛，冠状动脉疾病的死亡率是 7/10 万，而美国人的冠状动脉疾病死亡率是克里特岛的 37 倍，其差异主要源于饮食和生活方式。该报告同时指出，克里特岛冠状动脉疾病的低死亡率并不能用当地居民摄入更多脂肪来解释，而是应该更深入地研究克里特岛传统食物中橄榄油的特殊用途以及由此带来的好处。

关于克里特岛食物与健康关系的最初研究始于斯比利村[1]（Spili），所以我和劳丽带领研究团队离开嘈杂而炎热的海滩，向着克里特岛内陆山区挺进。我们驾驶着租来的小汽车沿着蜿蜒的公路奋力向上行，路边随处可见牧场和葡萄架。沿途我们经过一条岔路，那条岔路通向斯比利村后山上的一座葡萄园，那里种植葡萄的历史已经延续了 2 500 年之久。葡萄园中用来捣碎葡萄的石臼至少已经被 50 代人使用过，这对于习惯为各种设备设定报废年限的美国人来说显然是难以理解的。

当山路变得更为陡峭，满是葡萄园和果园的平原地貌逐渐被抛在身后时，我们进入了峰峦叠嶂的深山。在岩石与沟壑纵横的峡谷中，夹杂着参差繁茂的树林。胡桃木、角豆树、栗树错落地遮盖着这片山林。在树木间穿行着低矮的藤蔓植物，它们牢牢地依附在路边干燥古老的石墙上。上千公里的石墙挡住了山坡上大量的泥土。当我用手触摸这些冰冷的石墙，似乎能够切肤感受到那些堆砌石墙匠人的存在。早在 7 000 年前，新石器时代刚刚开始，克里特岛人还在这里采摘野橄榄并且捕猎野山羊的时候，他们就开始了石墙的建造。

我们在黄昏时分来到斯比利村，满目绿意更为葱茏。道路两旁种植着挺拔的松柏，洋蓟的枝蔓缠绕在路边的围栏上。房子的门廊和露台上到处攀爬着葡萄藤，清香的植草静静地铺在台阶上，身边绽放着芳香的栀子花。整个村庄就仿佛一个巨大的花园，每寸土地上都生长着美妙的植物。

斯比利村环抱在凯德罗斯山（Mount Kedros）的石灰岩山崖中。太阳下山之后，凉爽的风自山峰间吹来，月亮蓦然之间已经悬挂在天际。

---

[1] 克里特岛中部山村。——译者注

柔和的月亮并不是从地平线上慢慢升起的，而是直接从凯德罗斯山脊后面跃出。停下车，我们步行穿过斯比利村古老的6个街区，试图找到一家原汁原味的希腊餐厅品尝我们来到克里特山区后的第一顿晚餐。

踏上斯比利村，我们就注意到街上有许多老人。一位胡子花白的牧师从我们身边走过，不远处是身着黑色裙子的孀妇们——自从她们的丈夫在二战中阵亡，她们就一直保持着这样的装束。庭院里一位老奶奶正在教年轻的媳妇儿做女红，那里还有一名已经谢顶的老农鞭打着骡子把饲料搬进圈舍。如果在世界上还有一个地方的老人能够把自己的传统饮食传承给现代的年轻人，显然就应该是这里了。

毫无疑问，斯比利的饭店对于当地饮食的特点和影响是有强烈意识的。尽管我们在进入村庄之后很快就看到了快餐店的招牌，然而大多数酒店都把"纯正克里特风味"作为自己的卖点。礼品店的书架上摆满了关于"克里特饮食"和"地中海食谱"的书。橄榄油、当地香料以及包装精美的百里香花蜜都被摆放在显眼的位置。当地人很清楚，斯比利是地中海饮食的"典范"，也是人们开始认识到这种独特饮食习惯有益健康的地方。

当然，类似我们这样的研究人员早就知道所谓的地中海饮食并不只是一种单纯的模式。事实上，地中海饮食是西班牙、撒丁岛、法国南部、西西里、科孚岛（Corfu）、希腊以及小亚细亚等地风格有所差异的饮食的结合。然而，大多数关于地中海饮食的营养学研究以及自20世纪70年代后期以来出现的数不胜数的地中海美食烹饪指南都源自二战后科学家在斯比利所做的相关研究。因此，斯比利无疑是我们了解地中海饮食的核心地区。

1948年，为了在战后重建满目疮痍的国家，尤其是提高偏远贫困地区居民的生活质量，希腊政府邀请洛克菲勒基金会在当地开展了一项流行病学调查，以寻找最有效的办法提升克里特岛居民的健康状况。正是在那时候，阿尔博率领的美国流行病学家们第一次在克里特岛开展了关于食物和健康的系统性研究。这项研究走访了当地 1/150 的居民，以了解他们的饮食习惯。

阿尔博和他的研究团队发现克里特岛居民每天摄入的热量中，61%来自水果、绿叶菜、坚果等蔬果类食品，这一比例是当时美国人平均蔬果摄入水平的 2 倍。令人更为好奇的是，克里特人每天摄入的脂肪要比美国人更多。但是在这些脂肪中，78% 是来自橄榄或者橄榄油的单不饱和脂肪酸。尽管克里特岛在当时非常贫穷，然而阿尔博还是不得不承认，克里特人拥有健康的饮食习惯，并且他认为这一饮食习惯在过去的 40 个世纪里都不曾改变。

在过去的 4 000 年里，克里特岛经常受到来自不同地区侵略者的袭扰。这些侵略者为克里特岛带来了不同的外来食物，比如来自远东地区的大米、来自南美的土豆和番茄、来自北美的南瓜和刀豆，当然，还有我们所熟悉的茶和咖啡。在最近的大约 200 年里，类似豆角、栗子和栎树这样的植物更多地被他们用于获取木料或者遮阳，而忽略了其果实所具有的食用价值。然而，有很多因素决定了克里特人依然在极大程度上传承了先辈的饮食习惯，尽管数个世纪以来克里特的饮食也发生了细微的改变，但是克里特并不像世界许多地方那样完全丢弃了属于自己的历史传承。

当地居民并不是简单地在庭院里种植传统作物以供食用。他们依然保留着关于在不同季节如何从野外寻找到可口食物的知识，并且懂得怎样通过合理的加工把这些美味的食材呈现给食客们。一位大厨曾自豪地向我介绍盘子里的蜗牛："这些蜗牛是我从村子上游一片溪流淌过的小树林里亲自捉来的。每逢 3 月，当大地依然沾染着清晨的露水，野草刚刚萌芽时，我就开始在低矮的灌木丛中寻找这些家伙。我把它们活着带回来，放进一个特殊的盒子，然后用迷迭香和面粉来喂养，直到蜗牛身上的苦味被彻底去除，这样我就可以准备拿它们入菜了。"随着这段介绍，他为我端上一大盆闪烁着油光并且撒着迷迭香的蜗牛。那些蜗牛被浸泡在纯橄榄油中，味道美极了。

我们在斯比利村吃的所有东西几乎都有两个共同特点：首先，非常美味；其次，全都浇上了橄榄油。无论是绿叶菜还是羊肉、兔腿，甚至一盘简单的色拉，无不浸泡在橄榄油里。仅仅过了 3 天，我的胃肠道就有些吃不消了：在那几天里，我因为摄入了过多的油脂而感到胃部不适和疼痛，与我同行的人大多都有相同的感受。

我为自己无法尽快适应与克里特乡村居民相同的饮食习惯而感到懊恼，因为关于当地传统饮食的已有研究无不宣称橄榄油是健康与长寿的关键食品。年长的希腊人每天要摄入大约 50 克纯橄榄油，据信这能降低他们体内甘油三酯的水平，并且提高 HDL/LDL（"好胆固醇"/"坏胆固醇"）[1] 的比值，这两者都被认为能够降低患心脏病的风险。此外，作为植物性食用油中唯一富含多酚类物质的种类，橄榄油据称还拥有强大的抗氧化能力，能够用来预防肿瘤。当这些研究结果通过媒体广泛宣传之后，人们对希腊橄榄油的需求呈现爆炸式增长。

---

① HDL 和 LDL 是人体内的两种血浆脂蛋白，两者在胆固醇代谢中发挥作用。HDL 被称为高密度脂蛋白，而 LDL 被称为低密度脂蛋白。LDL 富含胆固醇，是人体将胆固醇从肝脏运往全身各器官组织加以利用的主要运输通路，LDL 水平高低可以直接反应血液内胆固醇含量的高低；而 HDL 具有回收游离胆固醇并将其逆向运回肝脏后转变成胆汁酸盐排出体外的作用，即有清除多余胆固醇的作用。现代医学认为，血液中 LDL 水平升高代表胆固醇水平较高，这些人患心脑血管疾病的风险更高；而 HDL 水平升高代表胆固醇清除速率较高，患心脑血管疾病的风险也相对降低。因此，文章中作者把 HDL 和 LDL 分别称为"好胆固醇"和"坏胆固醇"——当然，作者有一定的调侃语气。在整本书中，作者都在对这种机械的分类方式提出质疑，因为它们与作者所强调的饮食和个体遗传背景的适应相矛盾。——译者注

很多克里特年轻人都开辟了新的果园以增加这种"液体黄金"的产量。

多和克里特乡村居民交流交流，你很快会发现根本不需要科学家来告诉他们橄榄油是一种有益的食用油。如同信奉圣主耶稣和圣母玛利亚一般，橄榄油也是他们内心的信仰。克里特人并不单纯用橄榄油来拌色拉或者炒蔬菜，他们几乎在所有的食物中都要加入橄榄油，无论煎、炒、烹、炸，还是腌制肉类。除了食用以外，橄榄油也有许多其他用途，例如作为灯油、制作肥皂和香波、面霜或者身体乳，还有一种用来涂抹伤口的药膏中也含有橄榄油，此外由橄榄油制作的一种油膏还被用来给婴儿做洗礼或者在埋葬死者的过程中使用。

将橄榄树当作圣物的传统可以一直追溯到古希腊的克里特文明时期。克里特人对橄榄油的开发利用可以说已经到了极致。唯一他们还没有开发成商品的功效大约就是橄榄油的催情作用了——这并不是因为他们对此不了解。在克里特商人看来，亚当和夏娃在伊甸园无疑早就发现了橄榄油的这一作用，因此克里特人感到将这一由亚当和夏娃发现的古老用途注册为个人专利或者商标有些不合情理。

在克里特山区没待上几天，我觉得自己已经差不多浸在橄榄油里了，所以我不得不在以后的几天里尽量少吃点橄榄油。后来，我就自己对大剂量橄榄油的不适应请教了卡法托斯（Antonis Kafatos）医生。卡法托斯是克里特大学的医生，同时也是一位营养学家。作为土生土长的克里特人，他曾经在哥伦比亚大学读书，并且在过去的 30 年里一直致力于克里特传统饮食的研究。

一头白发却颇具学者风范的卡法托斯对于我的境遇一点不觉得奇怪，他说："在我们的研究中曾经同时为克里特人、英国人和爱尔兰人提供以橄榄油为基础的食谱。不同人群在摄入食物之后，其生理代谢上的差异很快就能反映出来。我们发现，克里特人餐后血液中的脂质清除速度明显比其他人更快。但是我不认为这种区别来自遗传差异，因为在持续摄入这样的食物 3～4 周以后，脂质清除速率上的差别就消失了——他们都能同样迅速地清除血液中的脂肪。"

虽然卡法托斯的研究团队最终成功说服英国人多吃一些橄榄油，法国里昂的另一个研究团队却无法说服他们的冠心病患者增加橄榄油摄入量。法国人的饮食习惯似乎和"地中海风格"相去甚远。在他们摄入的食用油中，橄榄油只占不到 1/10。人造黄油和黄油是法国人的主要油脂来源。由于法国人对黄油的喜好，里昂的研究团队不得不在研究中用富含加拿大菜籽油的人造黄油来替代橄榄油，并且在研究报告中表述："在受试人群中复制克里特饮食存在无法绕开的困难，要这些从未接触过橄榄油味道的人在生活中把橄榄油当作唯一的食用油来源是一件不可能的事情。"事实上，橄榄油并不是法国人唯一不能接受的"克里特风味"。尽管大约 300 名受试患者接受了"克里特饮食"有益于自己的健康这一观念，并且被鼓励在生活中遵照这些食谱饮食，然而他们最终还是只吃掉了 1/5 的橄榄油、一半水果以及 3/5 的豆类。相反，他们吃的肉比克里特人多 1/3，吃的鱼 3 倍于克里特人，而喝的酒是克里特人的 10 倍！

虽然大多数法国患者都没能在试验中完全遵照克里特人的方法来改变自己的日常饮食，但是那些努力改变饮食习惯的人心脏病再发风险依然下降了 70%，并且获得了更长的预期寿命。看起来这是个非常完美的结果，然而这一结果也同时提出了另一个问题：尽管对健康有所裨益，然而传统克里特饮食是否能够被远离克里特岛的其他人群所适应？

一个希腊研究团队在设计一项实验时为这个问题找到了有趣的脚注。该团队希望找到合适的受试者——不要像法国人那样拒绝克里特食谱——结果他们找到了一群再合适不过的人——一群生活在澳大利亚干旱地区的希腊移民，他们依然对来自克里特的传统食物有着浓厚兴趣。

　　然而，这一非常"远离"克里特岛的巧合并不能说明克里特食物就适合所有人群——哪怕在地理位置上远离克里特。我曾经询问这一研究的参与者，每个克里特人一年真的都能吃掉 31 千克橄榄油吗？他沉默片刻，然后这样回答我："说实话，我们并不清楚。我们所了解的是，对于高危人群，克里特传统饮食方案有益于他们的身体健康。但是，我们并没有对遗传多样性做进一步研究，我们不了解不同人群对于这种饮食方案是否会产生不同的生理反应。"

　　关于这个问题相对明确的答案我是后来从一个在北欧开展的研究中获得的。研究者为北欧受试者提供了克里特饮食方案，并且比较了北欧人和克里特人食用相同食物后的不同反应。研究发现，与克里特人相比，北欧人在摄入大量橄榄油后，血液中甘油三酯[①] 和激素水平所发生的改变都更显著。在进食后对受试的 30 名克里特青年男性进行血浆测试，发现他们血液中的甘油三酯和载脂蛋白 B[②] 水平很快就恢复到空腹水平，这就降低了他们罹患心脏病的风险。研究还发现，与摄入饱和脂肪酸相比，在摄入大量橄榄油之后，克里特人的凝血状态也能

---

① 脂肪由 1 分子甘油和 3 分子脂肪酸通过酯键相连，称为三酰甘油或者甘油三酯。甘油三酯是人体内的主要脂肪储存形式。人体内的脂类主要包括两大类：一类是脂肪，即甘油三酯；另一类为类脂，包括胆固醇、胆固醇酯、磷脂和糖脂。日常生活中可能经常把"脂类"的概念混淆为"脂肪"，严格来说两者是不同的，甘油三酯与胆固醇代谢路径也不相同，上文所说的 LDL 即主要代表血浆中的胆固醇水平。高脂血症既可能是甘油三酯升高，也可能是胆固醇升高，或者两者共同升高。一般在进食后血脂水平都会增高，因此平时验血需要空腹。如果血脂水平长期升高，就可能在血管中沉积为粥样斑块，造成血管破坏从而引起心脑血管疾病。作者在文章中谈到脂肪和胆固醇的时候也有所混淆，区分并不严格。——译者注

② 载脂蛋白是血浆脂蛋白（比如我们之前说过的 HDL 和 LDL）中的蛋白质。人体中目前已知有 5 类近 20 种载脂蛋白，它们在脂类代谢中发挥作用。这里所说的载脂蛋白 B 是其中一类，载脂蛋白 B 含量的高低直接反应血浆中的 LDL 水平。下文所说的载脂蛋白 E 也是一类载脂蛋白，载脂蛋白 E 在脂类血浆转运中发挥作用。——译者注

向更健康的方向发展。然而，无论对于饱和脂肪酸还是橄榄油这种不饱和脂肪酸，克里特人进食后的生理反应都与北欧人群有所差异。今天，以载脂蛋白 B 和载脂蛋白 E 为着眼点研究遗传与食物交互作用的文献已经越来越多，这项由赞佩拉斯（Zampelas）、卡法托斯等人领导的研究结果对于大多数研究人员来说都不难理解。

携带不同血浆脂蛋白等位基因的个体在摄入大量油脂后的反应具有极大差异。某些等位基因的携带者在摄入油脂后血浆胆固醇水平显著升高，而另一些人则能保持稳定的血浆胆固醇水平。不同人群对于同一种脂类食物的反应也有所不同，简单来说，不同人群对于脂类的吸收和代谢水平是不一样的。千百年以来，克里特人都是世界上食用橄榄油最多的人群，他们最终在基因层面对这一饮食习惯产生了适应。假如你的祖先离克里特很远，那么当你来到斯比利村，依然可以像当地人一样大啖橄榄油，然而你的身体却无法像克里特人那样从中吸收需要的养分，只是因为你不是克里特人，就是如此简单。

卡法托斯同时向我指出，遗传因素并不是克里特人喜欢橄榄油的唯一原因。在克里特人的饮食——某种程度上是禁食——习惯背后还有深层次的文化传承，而这是任何其他地方的人难以仿效的。说实话，卡法托斯的风度让我很容易相信他的话，即使没有足够的证据。我们一起坐在古老的伊拉克利翁港口，俯瞰着清澈的大海，卡法托斯向我解释为什么克里特人的斋戒习俗对于健康的正面影响比他们吃什么来得更重要。

"我们曾经追踪过 120 名克里特人。其中 60 人遵循正统的希腊宗教习俗，在一年中斋戒的天数达到 180 天。"

"你的意思是说，他们几乎半年都在禁食？"我对此感到震惊。我知道我的希腊朋友在大斋节和圣诞节之前斋戒，并且也在圣母升天节之前斋戒。但是，我估计他们一年斋戒的时间不超过 90 天。

"不止 90 天，是差不多 180 天。"卡法托斯回答说，"当然，每个人恪守斋戒的程度不同。大多数人在斋戒期间不吃家畜、奶制品和蛋，而有些人连橄榄油也不吃。但是，蜗牛、鱿鱼和各种蔬菜是可以吃的。在这其中还有些特别的日子，在那些日子里人们必须吃鱼，或者不能吃鱼。"

"那斋戒对于他们的健康到底有什么影响呢？"劳丽问卡法托斯。

"影响相当明显。这能够让他们血液中的脂蛋白下降 12%，而脂蛋白是我们血液中携带脂质的主要载体。我们同样可以检测出斋戒之后他们体内脂肪组成的变化。"

"我想大概没有几个美国人能够坚持吃一个星期的斋。"我说，"我在去年的大斋节曾经吃了 18 天的斋，我的一些同事觉得我基本就是在自杀。"

卡法托斯轻声笑了，然后又变得严肃起来："禁食并不是对健康带来裨益的唯一因素。在斋戒期间，我们所食用的很多节令性野菜也对健康有很大帮助。我想你们一定听尼科斯和玛丽亚说过在复活节前后会吃到的 *aghria horta*。"

卡法托斯所说的尼科斯（Nikos Psilakis）和玛丽亚（Maria Psilakis）是克里特公认的野生植物专家。他们一直致力于传承并推广克里特当地的传统饮食。事实上，就在前一天晚上，尼科斯和玛丽亚还为我们送来了一大束他们自己种植的植物和草药。正如卡法托斯和尼科斯、玛丽亚夫妇所说，克里特人今天依然在一年的不同季节里食用至少 150 种不同的野生植物。巧合的是，3、4 月份是大多数健康美味的野菜上市的时节，而这正好也是大斋节的日子。

我们曾经在酒店的门廊下和尼科斯、玛丽亚夫妇进行过长谈。那是一个夏季的傍晚，微风从身边轻轻拂过。玛丽亚是一名拥有语言天赋的教师，熟练地掌握着多种不同语言。她说起话来轻声细语，却绘声绘色，肢体动作和她的话语配合得天衣无缝。她给我们带来很多野生或种植的植物，并为我们介绍这些植物。在递给我们每一种植物之前，她都会亲自闻一闻或者品尝一下它们的味道。尼科斯只能说简单的英语，所以他和我们的交流有些困难，但是他在植物学和营养学方面拥有深厚的造诣。玛丽亚为我们当起了英语翻译。我们首先谈到了 *aghria horta* 和 *votana*——当地带有酸味和苦味的野生植物，尼科斯、玛丽亚还为我们带来了它们的标本。

"几乎所有克里特老人都能识别出各种不同的 *horta*，"玛丽亚解释道，"那是我们对许多野生绿色植物的统称。如果不是因为这些植物，他们就无法生存下来。食用野草是我们民族历史的一部分。由于克里特长期受到其他殖民者的侵略，饥荒一直伴随着本地居民，尤其是在山区。军队常常来到村庄，抢走所有的粮食和牲畜，当地人不得不依靠大山里的这些野菜、野草生存下去。"

尼科斯打断了玛丽亚的话，并作了一番补充。玛丽亚认真倾听，不时叹息，然后用英语给我们做翻译："因此尼科斯的祖母要教会整个家族的人如何通过食用这些野草活下来。在德国占领克里特岛期间，几乎没有任何正常的食物来源。德国人抢走了一切，尼科斯的祖母不得不依靠野菜养活一家七口。"

尼科斯用希腊文高声吟唱了一段赞美时令植物的祷文，但是玛丽亚却难以将它翻译为英文。于是，尼科斯尝试着用英语来解释它的意思："克里特岛的老人了解岛上的每一寸土地，他们能够在不同的季节找到相应的植物。我想你们或许也能在某些地方找到某些植物，在一年的任何时节里。"

尼科斯的话让我想到一周以前我和劳丽探访的另一处希腊岛屿。我们当时来到了位于基亚岛（Kéa）的山村卡斯塔尼斯（Kastanies）。基亚岛是一个毗邻希腊本土的岛屿。我们走访了一户农舍，农舍的女主人名叫克莱奥帕特拉（Cleopatra）。克莱奥帕特拉曾在加拿大首都经营一家饭店，最近刚刚退休回到基亚岛。同样，她生活在野生植物丰富的环境里。她对于身边种种可食用植物的知识似乎是与生俱来的，它们融入了她的童年，并且植根于她的生命中。我转述了她对婆婆的描述："当我们从海滩往高处走，他妈妈会突然对着我们大喊，'停一下，我要在这里挖一些野菜。在那里也停一下，就停在那里。我得找一种特别的 horta，只有在这地方才有。'"

尼科斯点头表示赞同："就是这样，克里特的情况有过之而无不及。有一段土耳其谚语是这样说的，'把一头牛和一个克里特人放到同一片牧场中，他们会相互争抢。让我们看看到底谁能吃掉更多的 horta，答案通常是克里特人而不是牛！'"

玛丽亚和我都笑了。我相信玛丽亚肯定听尼科斯说过无数遍类似的话，这并不妨碍她笑得很开心。不过她很快又变得严肃起来。

"遗憾的是，今天我女儿这样年龄的女孩只能识别有限的几种 aghria horta。要让她们认识更多 horta，唯一的方法是让她们的祖母或者母亲带领她们走进乡村去辨识这些奇特的植物。我女儿现在认识不少植物，但那恐怕是因为她正在大学里学习考古学，同时她参与了我们的很多研究。更重要的是，我们的花园里种植着各种各样的野生植物，多年来我一直希望能够人工培育这些植物。即便如此，有一点并未改变，那就是克里特人依然是世界上食用野生绿色植物最多的民族。"

这一观点得到了卡法托斯的认可："就我们所知，至少有 150 种野生植物作为食物或者药物被克里特人日常所用。我们已经采集到 65 种不同种类的 *horta* 并将这些植物标本送往维也纳大学开展进一步的营养学研究。"

初步的研究表明，大多数被分析的植物都富含抗氧化物质、叶酸、ω-3 不饱和脂肪酸和多种维生素。然而玛丽亚提醒我们，从米诺斯文明（Minoan civilization）以来，吸引当地居民的都是这些植物的味道，而不是它们所含有的营养元素。

"自古以来我们就一直依赖着这些野草。我们并没有想过它们身上有多大的药用价值，或者能够给健康带来什么特殊好处。冬天临近尾声，春雨袭来，万物复苏，这些野草就忽然从地下冒出，而我们也就无可抗拒地被它们吸引。当我们在大斋节里吃斋的时候，也正是这些野草最为美味的时节。"

"在冬去春来的时节出门采摘 *horta*，我总是习惯带上两个不同的口袋。一个袋子用来装那些略带苦味的野菜，另一个则用来装其他种类的野菜。我们总是用前者来拌色拉或者直接煮沸食用，而后者则用来作为肉类、鱼类和蜗牛等的配菜，或者用来点缀馅饼。我们从来不用那种带苦味的野菜——真正的 *aghria horta*——来配馅饼。克里特人喜欢用来和馅饼搭配的蔬菜有荨麻、野茴香、胡萝卜、西芹、婆罗门参等。到了夏季，我们会用种植的新鲜食物来搭配色拉或者直接烫熟来食用，常常是本地的苋菜或者龙葵。夏季的野菜并不多，所以我们主要的蔬菜来源是种植食物。但是，从盛夏一直到秋季，依然有一些味美的野菜可以食用，比如马齿苋。"

玛丽亚的话似乎永远不会终结。我猛然意识到那种在潜意识里流淌的复杂联系，那是这片肥沃的土地、植物丰饶的花园、美味满溢的集市，以及尼科斯和玛丽亚情意深长的叙述所交织而成的繁茂的网。

在这片大地上所生存的植物、所发生的事情是我们在任何其他地方无法复制的。橄榄油与当地的野草富有抗氧化的作用，但是其他民族和人群并没有克里特人那样的文化传承去把这些东西植根到自己的饮食习惯中。斋戒，作为一种虔诚的宗教行为，作为荡涤身体与灵魂的方式是克里特饮食文化中的重要部分。然而，大多数美国人都没有在一年中斋戒百余天的心理准备。此外，还有特殊的基因多态性。克里特人并不是在一夜之间拥有吸收超大剂量橄榄油的能力，就好像我们在上一章中曾经说过的，那些蚕豆病患者也不可能是一夜之间获得抵抗疟疾的能力的。

当我们在探讨克里特人饮食与健康之间联系的时候，不得不回到那个特殊的语境与背景中。斯比利人在他们的村庄里生活、祈祷、吃饭、斋戒，我们无法在其他土地上复制这一文化习惯所带来的益处。我们无法简单假设在不同的遗传背景下，同样的食物能够对我们产生同样的好处。这不是偶然的，而是与我们所生活的环境紧密相关的。尽管很多人认为地中海餐饮只是一种独特的风味，但是在这背后却有特殊的基因与环境关联，即使我们未曾意识到。

为了进一步了解这种文化、饮食和基因之间的交互作用，我们要离开群山环绕的斯比利，从克里特岛起航，跨越大西洋，在南美洲的热带丛林登陆。在那里，我们将尝一尝辣到足以让你说不出话的辣椒。

第 5 章

辣还是不辣

——到底是不是一个问题

我们启程前往美洲，追寻那位寻找天堂的探险家哥伦布（Columbus）的轨迹。在哥伦布的第二次探险航行中，他曾在这里品尝到一种辛辣的香料，使得他以为自己踏上了印度的土地。他的医生无法解释这种当地人——生活在这片美洲新大陆上的原住民——无比钟爱的香料所引发的那种强烈味觉。1493 年，哥伦布的编年纪作者马特（Peter Martyr）把这种香料称为"胡椒"。无论这种辛辣的水果到底是什么——事实上可能是一种类似甜辣椒的品种，也是今天美国人食用最多的辣椒品种的前身——它都不是历史上由印度尼西亚和亚洲传入欧洲和非洲大陆的胡椒属植物——不管是黑胡椒、白胡椒还是红胡椒。

当我们想要形容一种之前未曾品尝过的味道，语言经常显得乏力。从广义上来说，每当我们试图用精确语言来描述任何食物的选择过程时也会感到力不从心。难道你是根据营养成分来选择食物的？难道你是根据消化吸收后所产生的化学成分来选择食物的？难道你是依据食物与基因可能产生的交互作用来进行选择的？不，都不是。我们总是下意识地去选择我们的食材，根据节令特点，根据它们的价格，当然，还得根据它们的"味道"。

每当谈到对于味道的偏好，或者喜欢吃什么东西，我们总觉得这是一种完全自由的意志——我可以决定自己想吃什么，不想吃什么，并没有人来左右我的选择。事实上，或许是我们身体内的遗传密码以及长期的文化习惯使得我们相比另一些人更喜欢某种味道，尽管很多吃货很难接受基因影响他们对美食的选择这一观点。对于他们来说，所谓的味觉喜好根本就是一种有意识并且完全主观的选择。

其实，味道经常是一种不可靠的体验。味觉是混合了生物学、社会文化和个人体验的暧昧概念，经常显得神秘而有趣，有时又会带来痛苦的感受。要说起这种和味觉相关的神秘却复杂的体验，那没有什么比哥伦布从墨西哥和美国南部地区带回的"胡椒"，也就是我们将要取材的各种辣椒来得更猛烈。在那里，这种味道有时能使人类更亲密，有时则能让我们陷入尴尬。

让我为你描述一个生动的例子。有一回我和一位长久失去联络、却令我"浮想联翩"的女士在我家里共进佳肴——一次我极想把握的机遇。然而，这位女士却是一位"超级味觉者（supertaster）"。你不用确切了解超级味觉者的定义，你只需要知道他们是一群先天就对辛辣味道特别敏感的人，这种味道会刺激他们的口腔产生强烈的灼痛感。这就是原本浪漫的约会最后演变为一场灾难的原因，居然仅仅是因为我很天真地以为任何人对于辣的承受能力都和我一样——不幸的是，这并不是事实。

那段时间，我正好看完埃斯基韦尔（Laura Esquivel）的电影《巧克力情人》（*Como Agua Para Chocolate*）和电影原著，所以我想在某次约会的时候为女友做一餐传统的墨西哥食品 *chiles en nogadas*。这是一种混合了坚果、辣椒和芝士的食物，据说具有催情的功效。由于我刚刚从墨西哥回来，所以制作 *chiles en nogadas* 的材料齐备。我想再也没有什么比这种具有特殊功效的墨西哥食物更适合作为我和她的主食了。

我花了几个小时精心准备并且进行烘焙。当我听到她在外面叫我的时候，我把烘焙后的食物从烤箱里拿出来放在外面冷却。我走出厨房，来到屋外。夕阳的最后一抹余晖正在天际慢慢散去，通红的云霞映照在我种满辣椒和各种植物的花园里。亚利桑那的落日景观令我们心醉，在这美妙的景色中喝上一杯无疑会更显浪漫。于是，我斟上了两杯玛格丽塔酒，这是我用自己种植的酸橙和自酿的龙舌兰酒所调成的鸡尾酒。然而，我马上就感觉到她的口味恐怕与我不同。

她只是轻轻呷了一小口，就把酒杯推还给我，然后说："嗯，我从没喝过玛格丽塔酒。不介意的话我想我还是不喝了，酸橙汁喝起来有点苦——你确信没有在里面加过西柚汁？还有，你自己酿的龙舌兰让我觉得喉咙有点烧得慌。"

"没关系，我为你换杯白葡萄酒吧。总得喝点小酒来佐佐餐吧。"

我回到厨房，端出两盆 *chiles en nogadas*。盆子里盛放着墨西哥青椒，里面填上了混合着杏仁胡桃酱的墨西哥肉糜，最上面则撒上了一层石榴籽。在她点蜡烛的时候，我再一次回到厨房去为她倒了一杯白葡萄酒。我们干杯庆贺这次得来不易的重聚。我并没有马上吃东西，而是默默地看着她先品尝我精心准备的 *chiles en nogadas*，相信这第一次一定会带给她惊喜。我期望着她被第一口的美味迷醉，然后伸出她暖乎乎的小手来握住我的手……遗憾的是，事实完全与此相反。

她强烈的反应令我惊讶，仿佛突然发生了意外事故。伴随着剧烈的咳嗽，她一下子从椅子上跳起来，飞也似地奔向水池，打开水龙头拼命地喝水。我马上跟上去问她是否被呛到了，她却毫无反应，只是把头埋在水槽里，不顾一切地喝水。当她终于抬起头来，却狠命地拍打着我，喊道："我希望这不是你和我开的什么鬼玩笑吧！"

"什么？"我对她的态度和话语感到有些害怕。

"做那么辣的墨西哥菜给我吃？你自己尝过吗？我的耳朵都快要烧起来了！你从哪儿找到这些倒霉的辣椒？是不是想辣死我？"

"我并不是故意要找最辣的辣椒，我只是按照食谱使用适量的墨西哥青椒而已。"我本能地辩解起来，"我绝不是故意要辣你。你看，我花了不少时间把辣椒籽都去除了，不然就会更辣。"

"如果你真想让我吃这顿饭的话，我看你最好把所有的辣椒都找出来扔掉！"

"好吧，没问题。"理智艰难地战胜了那种莫名的挫败感，"我可以只给你夹在里面的酱汁肉糜馅料，然后扔掉其他的东西。"

我再一次回到厨房，非常伤心地把我之前努力塞到辣椒里面的肉糜酱挖出来——天知道，我费了多大精力把肉、坚果、水果、香料全部剁碎后再和芝士混合在一起，只为了能够填到掏空的青椒里面。我匆忙地剥开另一个石榴，然后在酱料上撒上一层红色的石榴籽。当我回到露台，我的女客人已经冷静下来，在那里小口抿着白葡萄酒。

"我为我刚才说的话感到抱歉，因为听起来好像是你故意在作弄我，"她轻轻地说，"我能看出你为准备这顿饭花了很多时间，但是这道菜对我来说真是太辣了。请你继续吃你那份吧！"

我一声不响地吃着自己盘子里的 *chiles en nogadas*。我想她心里肯定五味杂陈，因为在我吃的时候，一丁点声音都听不到，想来她正在屏息凝神地疑惑我到底是怎么把这些"辣得要死"的东西吃下去的。我真的觉得很好吃，并没有任何刺激的感觉。她拿起勺子小心地搅拌着没有放任何辣椒的肉糜，然而只尝了一点点，她就皱起了眉头："嗯，我觉得石榴籽里可能混入了一点点石榴皮，真的很苦。能不能给我点冰激凌让我中和一下嘴巴里的怪味道？"

在那一刻，早先萦绕在我脑子里那种浪漫而暧昧的气息一下子烟消云散。我叹声说："好吧，亲爱的。在冰箱里确实还有一些冰激凌，但是我觉得你还是不要吃为好，因为那是埃里克冰激凌店上一季特别为我制作的辣椒香草味冰激凌。当他们混合冰激凌的时候，有两名工人因为闻到这种味道而感觉无法呼吸，最终被送医院急救了。"

我把餐巾扔到桌上，继续说："也许我们还不如直接到城里吃上一点爱斯基摩派！"

直到现在，我一直相信好几次类似的灾难般的晚餐经历事实上完全源于我无法正确地去感知辛辣的刺激。我还曾经相信著名厨师蔡尔兹（Julia Childs）所说的话：那些喜欢辣椒的人其实已经烧坏了自己的味蕾，因此他们对于味觉的感知是不足的。然而，随着我对辣椒了解的深入，我便发现好像并没有什么证据来证明我们的味蕾真的是被"烧坏"了。

更大的可能是，基因决定了那位女士是一名超级味觉者，而我则是一个"迟钝味觉者（nontaster）"——强烈的味觉刺激只能引起我很小的反应。这两种称呼已经是目前化学感觉研究方面的标准用法，我会在后面详细论述这两个标签的来源。此外，我的味蕾可能逐渐适应了辣的刺激。因为在过去的 20 年里，我一直在野外从事和辣椒有关的生态学和人类植物学研究，我所接触和食用的辣椒数量是大多数美国人所无法想象的。如果我的猜测没错，那么那位女士对于辣椒的厌恶以及我自己对于辛辣食物的喜爱正是关于基因、生活场所、文化以及个人经历之间巧妙联系的绝佳例证。在上述原因中，任何单一因素都无法解释为什么有些人喜欢辣而另一些人则不喜欢。当所有这些因素被编织在一起，似乎就产生了奇妙的化学反应，这种化学反应向我们展示了自然与环境的巨大作用。

　　近期一些关于遗传与味觉的研究让我逐渐意识到，在那顿令人沮丧的晚餐中引起我们两人截然不同的生理反应的内在因素居然如此复杂。我是从耶鲁大学医学院的巴托舒克（Linda Bartoshuk）教授那边了解到这些研究信息的。巴托舒克教授一直和我分享关于辣椒中普遍存在的一种化学物质——辣椒素的研究成果。也许你已经知道，辣椒素是一种矛盾的化合物。一方面，它可能带来疼痛；另一方面，它又可能缓解疼痛。

　　巴托舒克是这样向我解释的："我们一直想弄明白味觉与口腔疼痛是否含有潜在的健康意义。我们怀疑味觉本身并不是一种单纯的感觉，它同时可能起到抑制与进食无关行为的反馈作用。口腔疼痛是我们研究的第一种相关情况。味觉感受能够刺激大脑形成抑制口腔疼痛的冲动。如果味觉受损，那么这种反馈抑制机制就被破坏，于是虚幻的疼痛——由于缺乏正常的味觉感受刺激而引发的疼痛——就会出现，仿佛超级味觉者们那样。这些人对于辣椒所引起的口腔疼痛尤其敏感。"

　　虽然我多年来一直阅读巴托舒克关于辣椒的研究论文，然而最近我才知道巴托舒克和她的团队已经从多态性的角度阐明了对辣和其他一些味道感受差异的核心要素。尽管"迟钝味觉"这个名词最早在 1931 年已经被引用，巴托舒克的实验团队直到几年前才找到了在群体遗传层面可以用来解释"超级味觉"的证据。1931 年，化学家福克斯（A.L. Fox）在实验室里从事合成 PTC 的工作。PTC 是一种由氮、碳和硫组成的化合物，带有强烈的苦味。化合物结晶后有一部分分子会挥发到空气中播散。当这些结晶分子飘散到空气中时，他的同事们立刻闻到强烈的苦味，这种味道直接冲进他们的口腔和鼻孔，黏附在舌头上，很多人的面孔都因此扭曲，但是福克斯本人却丝毫没有异样的感觉。

就在当年，福克斯在《科学》杂志上发表文章，提到了"味盲"（taste-blindness）这一名词。此后，他的这一生理缺陷迅速成为前沿研究项目。第二年，俄亥俄大学的遗传学家斯奈德（L.H. Snyder）提出所谓的味盲是一种与遗传密切相关的现象，因为无论在群体内还是群体外，这一现象都呈现出极大的差异性。通过这一研究，他与莫图尔斯基一同奠定了遗传药理学的基础——一门研究遗传与药物之间相互作用的学科，我们在第 3 章中曾经详细了解过。

斯奈德开创了一种快速评价味觉的方法。他将一小块经过化学处理的纸片放到受试者的舌头上，以此来评价不同个体与不同种族对苦味的感受。用来测试的化学物质包括苯硫脲（PTC、PTU）和 6-N-丙硫氧嘧啶（PROP）。很快，遗传学家就通过这项简单的测试将人群划分为两类——能够感受苦味的人和对此无动于衷的人。那些对 PTC 和 PROP 感觉敏锐的人对于日常生活中带有苦味的野菜、水果、蔬菜、咖啡以及调料等也能产生相似的味觉反应。他们对于芥末、羽衣甘蓝、咖喱、石榴皮、辣椒以及西柚等味道所产生的反应也能通过这项实验被准确预测。

许多不同的调查研究——其中大多数是由在肯尼亚发现镰状红细胞贫血的艾利森所主持的——都表明在关于味觉的感受上，不同民族存在着极大的遗传差异。25%～30% 的地中海居民是味盲，在拉普人（Lapps）① 中这个比例是 7%，西非人群中是 3%，而在纳瓦霍人

①北欧民族。——译者注

（Navajo）[1] 中则只有 2%。在亚洲，味觉迟钝者在印度人中占 43%，而在日本人中则占 7%。味觉敏感的儿童通常极度讨厌花椰菜以及其他十字花科的蔬菜，比如卷心菜、羽衣甘蓝、大头菜、球生菜和芥菜。

　　有意思的是，迟钝味觉者们并不能感受到十字花科植物所含有的苦味，因此他们往往会摄入大量的类似蔬菜。十字花科植物中含有大量的致甲状腺肿物质和异硫氰酸，这些物质会影响人体的碘代谢，可能引起甲状腺肿大。显然，这一简单的味觉实验提示我们这种关于味觉的遗传喜好蕴含着我们所不了解的关于食物、营养以及身体健康之间的密切联系。

　　现在，让我们来聊聊巴托舒克的研究。巴托舒克长期以来都试图搞清楚遗传与疾病如何影响我们的味觉感知。多年来，她让学生收集世界多个不同民族对于苦味和辛辣味道的反应。他们发现，在北美人群中，约 3/4 属于味觉敏感者，另 1/4 为味觉迟钝者，两类人可谓泾渭分明，并且似乎不存在过渡。1991 年她的学生卡勒（Tracy Karrer）开展了一项后续调查，结果发现在味觉敏感者中，不同个体对于味道的敏感度和耐受力又有所差异，一些人对于化学物质的耐受度要明显比另一些人更低。

　　这种感觉上的差异在 1994 年被巴托舒克证实是由解剖、生理以及遗传变异等因素共同导致的。超级味觉者的舌头上分布着高密度的菌状乳头（fungiform papillae），而迟钝味觉者舌乳头的分布密度则要低很多。巴托舒克由此猜测，迟钝味觉者携带了两个隐性遗传等位基因，这两个等位基因用来调节味蕾的分布密度以及对 PROP 的感受。目前已经知道这两个基因分别位于 5 号染色体 5p15 区域和 7 号染色体。超级味觉者通常同时表达两个显性遗传等位基因，而其他对味觉敏感的

---

[1] 美国人数最多的印第安族群。——译者注

人（或者称为中间味觉者）则可能携带一个显性遗传基因和一个隐性遗传基因。

　　尽管计数一个人舌尖上的菌状乳头中含有多少味蕾乍看起来似乎和计算一个针尖上能够降落几个天使一般不可思议，然而巴托舒克能够说服你相信超级味觉和迟钝味觉对于个体是有实际影响的。她说："甜的东西，尤其是糖，对于超级味觉者来说尝起来会更甜，这至少取决于两个因素。超级味觉者对舌头破损引起的疼痛更敏感，这具有显著的医学意义。同时，超级味觉者对于其他刺激物质也能产生更明显的痛感，比如辣椒、黑胡椒、酒精……汽水等，这些物质都能对舌头产生刺激。"

　　这种感觉上的差异使得超级味觉者和迟钝味觉者对一些传统食物表现出不同的态度，或者伴随着愉悦，或者伴随着痛苦。然而，个人的既往经历、审美情趣以及文化浸淫都会打破甚至改变这种愉悦与痛苦的平衡。换句话说，我们可以通过学习与尝试去接受 chiles en nogadas 这种美味，或者把它看作无法接受的糟糕食物——至少在一定程度上这种适应与改变是可能的。

　　需要指出的是，PROP 味觉感受基因的差异不但会引起个人饮食口味的不同，同时也会对健康产生重要影响。在迟钝味觉者家庭中，有更多人会对酒精上瘾；而在超级味觉者家庭中，甚少有人对会引起口腔烧灼感的酒精感兴趣。超级味觉者不喜欢西柚类水果所蕴含的苦味，这些水果往往富含柚皮苷——一种能够降低癌症发生风险的化合物；而迟钝味觉者则会吃更多西柚、更多带有苦味的野菜、更多辣椒，因此也同时因为摄入更多保护性物质而降低了患某些癌症的风险——当然，只是某些癌症，因为在另一方面辣椒也可能带来副作用，比如有研究表明食用辣椒可能与胃癌的发生相关。

　　更令人吃惊的是，巴托舒克的研究发现超级味觉者中老年女性的体重相对更低，机体脂肪含量与血浆甘油三酯水平也更低，而血中的"好胆固醇"——HDL 含量则更高。因此，尽管不食用苦味野菜和辣椒可能提高超级味觉者患某些癌症的风险，但是他们酗酒和患心脏病的风险则会降低很多。

罗格斯大学（Rutgers University）的食品科学家泰珀（Beverly Tepper）最近对 5 号染色体和 7 号染色体上的这两个基因做了精妙的总结：超级味觉者、中间味觉者和迟钝味觉者完全生活在不同的味觉世界里。每一组人因此都各自面临着由此带来的机会与风险，感受不同的愉悦或痛苦，对辣椒产生截然相反的感觉。这些群体在世界上的分布并不均匀，泰珀和她的同事们提出了一个有趣的假设："大多数喜爱吃辣椒的人都是迟钝味觉者。如果对于辣椒的喜好与 PROP 味觉基因存在明确关联，那么世界上食用辣椒最多的地方也就应该是迟钝味觉者分布最广泛的区域。"

这一假设似乎是很合理的，尽管巴托舒克提醒我目前并没有足够的数据来支持这一假设："关于食用辣椒后产生的口腔烧灼感与基因之间的联系是近期才被注意到的事情，所以还没有什么研究从口腔感觉的层面来分析人群的地域分布……超级味觉者的理念太新了，研究者们还没有来得及以此为基础设计自己的实验。"

从根本上来说我不是很愿意接受巴托舒克博士的这段话，同时我相信，这一"证据不足"的状态迟早会被改变。

让我们出发去访问一个新的地方，毗邻科尔特斯（Hernando Cortés）[①] 征服墨西哥时的登陆地，一片盛产喜爱辣椒的迟钝味觉者们

[①] 西班牙探险家与征服者。他曾于 16 世纪率领探险队侵略墨西哥。——译者注

的土地。位于墨西哥维拉克鲁斯（Vera Cruz）的加拉帕（Xalapa）是盛产墨西哥辣椒的地方，这简直是墨西哥为全世界人民准备的天赐礼物。在加拉帕，来自罗格斯大学的另一名科学家，惠普尔（Beverly Whipple）在当地妇女中开展了一项不太文雅的研究——关于食用辣椒与性快感以及疼痛之间的关联。

惠普尔和她的同事多年来一直在研究自慰所能产生的镇痛效应。她们意识到有一些因素会抑制或阻碍部分妇女通过刺激生殖器产生足够的性愉悦。惠普尔假设长期食用辣椒能够降低人体内啡肽系统的反应阈值，从而使得这些人对于疼痛的耐受程度降低。为了验证这一假设，1989 年惠普尔和她的同事在这个酷爱辣椒的地方开展了一项我迄今为止见过的最为荒诞的研究。

想象一下，招募 25 名年龄在 22～50 岁之间的墨西哥妇女参与一项研究，研究内容是通过刺激阴道来评价该行为所能产生的镇痛效应。要找到妇女愿意参加这种显然有些挑战她们底线的研究本身就不是一件容易的事情。找到受试者以后，还得在实验前让她们回答一些关于饮食和精神健康的乏味问题：你喜欢还是讨厌辣椒？你经常吃辣椒吗？吃哪种辣椒？小的不太辣的辣椒，还是大的很辣的辣椒？顺便问一下，你曾经看过精神科医生吗？

在获得所有问题答案之后，受试者被分为三组。第一组自我评价为经常吃辣椒的人；第二组是吃辣椒但是并不像第一组那么经常吃；第三组是不吃辣椒的人，并且也不太吃其他辣的东西。在当时并没有超级味觉者的概念，所以我们不知道用这一名词去匹配这三组人是否合适。大致上，第一组人属于迟钝味觉者，而第三组人则属于超级味觉者。

在实验中，受试者被要求舒适地斜躺在靠椅上，右手带上一个毛茸茸的手套，实验者要鼓励受试者用右手刺激自己的阴部以获得性快感。同时，受试者的左手则露在外面，实验者在上方架设一套"Ugo Basile 疼痛测量仪"[①]。测量仪有一个尖锐的针头，针尖正对受试者的左手，刺进皮肤和肌肉。针尖可以缓慢地向下施加压力，通过这种压力来标准化个体对疼痛的耐受度。当受试者感到无法忍受的时候向实验者叫道"够了"，实验者停止继续施加压力。根据受试者喊停时针尖施加的压力来判断受试者对疼痛的耐受性。压力越大，则耐受性越强。

　　惠普尔和她的同事通过这项研究来证明她们的假设：长期大量食用辣椒的女性血液中存在高水平的辣椒素，这导致性高潮也无法增强她们对疼痛的耐受，减轻疼痛的感觉。她们的内啡肽系统早已在超负荷运转，体内的内啡肽过于"泛滥"，性高潮没法促使内啡肽系统向体内释放更多的内啡肽来起到镇痛作用。相反，那些不喜欢辣椒的女性——大多数属于超级味觉者——在自慰的时候表现出非常强的疼痛耐受力，高潮的快感很好地掩盖了躯体的疼痛感。

　　请暂时忘记这项实验研究中的情欲暗示——自慰与高潮，让我们在另一个情境——北美任意具有一定规模的多民族混居城市的医院急诊室中来假想这项研究的意义。正如任何急诊室护士都会告诉你的那样，在突发自然灾害之后，不同民族与人群在对疼痛的反应方面具有显著的差别。尽管通过个人在急诊室的反应对他所属的民族做出判断可能不够准确，但是在某种程度上，这种在灾害之后对疼痛的反应是个人内心情感的最真实流露。虽然这种反应与个人的文化背景密切相关，但是基因与食物的交互作用可能也在此过程中发挥一定的作用。

　　现在，让我们往北走，探访美国西南部的多民族聚居区域图森

———————
① 一种测量痛阈的行为学工具。Ugo Basile 是生产测量仪公司的名称。——译者注

（Tucson）。来自不同民族和文化背景的居民在图森定居，但图森依然是一个盛产野辣椒的地方。想象一下，你和我一起坐在图森市的急诊室中，我正在等待医生诊治我的食物过敏——在吃西瓜以后，我觉得整个喉头都肿了起来。我感到持续的呼吸困难，焦躁万分，埋怨医生怎么还不来。

除了等待无计可施，于是我仔细观察了一番周围的其他患者。坚忍地坐在我边上的是一个纳瓦霍印第安牛仔。他攥住一块毛巾，紧紧地按在腹部，鲜血不断从毛巾边渗出。当我问他发生了什么，他只是轻声说，他下班后在酒吧喝啤酒，突然闯进来一个人高声大叫，然后拿枪指着坐在他旁边的家伙。枪在争斗中被打响，子弹划伤了他的腹部。他坐在那里，用手使劲按住伤口，小口呷着水，直到护士来叫他。

因为坐在他边上的那对墨西哥母女，我几乎听不清楚他的叙述。在医院边的糕饼店里我好几次碰到过这对母女。当她们在厨房里切鸡的时候，女儿不小心把自己的指尖切了下来。她一直在急诊室里痛苦地呻吟。母亲在边上安慰她，紧紧抱住她，为她擦拭眼泪，并且向所有她能想起的神仙圣人祷告了个遍。女儿多数时候是在那边啜泣，当她突然意识到伤口的痛楚，她就会歇斯底里地狂叫起来。

她的母亲看起来有些讨厌那个之后走进来的意大利人。那是一个35岁左右的意大利男子，全家都陪着他一起来看病。这位母亲不得不向旁边挪动一个位子给意大利人的亲戚腾出座位。意大利男子痛苦地号叫着，并且不停询问护士什么时候能够轮到他。这名母亲告诉我，她们认识意大利人，因为他们是同一个教区的。意大利人也是一名厨师，他做的比萨饼是当地最辣的。当天他并没有上班，而是在家里做木匠活。一大片尖锐的木片不巧正好戳进了他的指甲。他在那里用意大利语高声诅咒，他的孩子也齐声大哭，仿佛他就快死了一般。他实在太吵了，以至于医生快步跑过来，把他拉到了一个独立的房间。尽管如此，他的尖叫声似乎依然在候诊室里缭绕不去。

显然，我并没有办法知道在这些人中谁属于超级味觉者，谁又属于迟钝味觉者，更别提去推测谁在最近吃过多少辣椒。然而，当我意外身处类似的环境时，我总能从中感受些什么。我能感受到遗传物质是如何决定我们在表达愉悦与苦痛的时候所表现出的戏剧性差异。文化、饮食与遗传因素在其中被怪异地关联在一起，它们一起决定了某人究竟是声嘶力竭地嚎叫，还是低声呻吟啜泣，或是默默忍受。

痛苦还是愉悦、是否喜欢辣椒、能否感受到口腔的灼痛，所有这一切都奇怪地与我们的精神与脾胃相关。尽管吃起来胃有灼热的感觉，我们很多人依然喜欢辣到极点的烧烤；而有时我们想用辣去讨好别人，可是结果却适得其反。很多时候我们说不清楚辣到底是享受还是痛苦，它们似乎只在毫厘之间。

现在是时候来回答一个问题了：为什么在吃辣椒的时候我们会有烧灼感？显然，我们的口腔和消化道并没真的"着火"。这个问题有两个答案。要了解相对最确切的那个答案，即想要搞清楚为什么辣椒能使包括人类在内的所有哺乳动物感觉到这种烧灼感，我们就必须从进化学和生态学的角度寻找另一个问题的答案：辣椒为什么要那么辣？哺乳动物食用辣椒之后所产生的这种烧灼感对于辣椒这种植物本身到底有什么好处？

我最近有幸参与了关于这一问题的野外研究，相关成果发表在《自然》（Nature）杂志上。问题不是在实验室中解决的，答案蕴藏在亚利桑那州和墨西哥交界的崎岖峡谷中。在那里，野生辣椒与本地动物组成的完整生态圈已经延续了数千年。从那儿往北已经找不到任何相似的生态圈了。在那里我们看到了这些辣椒如何完成这种吸引力与防御性共存的进化。它们能够吸引一些动物来食用果实以帮助播散种子，也同样能够吓退一些会毁坏种子、对于种群繁衍不利的动物。

在这片大峡谷中，所有野生辣椒都是非常纤弱的，它们总是被庇护在高大树木的阴影中。这既能帮助它们躲避山谷间的狂风，也能遮挡夏季的烈日。同时，这还能保护这些植物不被森林中用肩膀开路的大型食草动物破坏。令人好奇的是，约4/5居住在这片危机四伏土地上的辣椒都选择了同一种树木作为自己的依靠——朴树。朴树高大浓密的树荫和树干上的锯齿为这些辣椒提供了最佳的栖息条件。

问题在于，朴树在这片大峡谷中并不是优势植物，居然有人专程把辣椒的种子运送到这些"保护树"下。与森林中其他大量生长的树木相比，辣椒在朴树下具有更高的生存概率。因此，我聪明的朋友，也是我以前的学生图克斯伯里（Josh Tewksbury）决定在朴树边架设摄像机，看看能不能拍到到底是谁把辣椒种子散播到朴树下的。

结合相机拍摄的视频以及用望远镜观察到的结果，我们确认了鸫鸟、嘲鸟、北美红雀、灰额主红雀和燕雀是将辣椒种子播撒到这些保护树下的主要动物。经历了夏季的换羽过程，每年夏末秋初，这些鸟类往往需要大量的胡萝卜素，因为胡萝卜素能够让它们的羽毛显得更丰满、更漂亮，为即将到来的迁徙做准备。而辣椒恰好是富含胡萝卜素的植物，尤其是野生小辣椒，能够迅速为这些鸟类补充维生素。有意思的是，这些鸟会花很多时间来挑选并采摘辣椒，然后飞上朴树茂密的树冠中栖息。在高大的朴树顶上，它们能够享受到越过峡谷边缘的峭壁照射下来的温暖阳光。这几乎为辣椒提供了在朴树下繁殖的完美解决方案。辣椒籽通过两种方式被"撒落"到朴树脚下的泥土里：鸟类在品尝这些辣椒时会弄撒很多辣椒籽；此外，还有一大部分种子随着它们的粪便被植入下方的泥土中。通过粪便排出的种子通常都能保持完整，这些种子更容易在泥土中发芽。

尽管我们已经证实这些鸟类有效地将辣椒种子播撒到最适合辣椒生存的环境中，我们还是无法排除有哺乳动物也参与了这一过程。为了了解是否有小型哺乳动物也在传播辣椒籽，我们在峡谷中设置了一些诱捕器——当然，并不会伤害到动物。然而，我们并没有在朴树或者辣椒周围诱捕到任何动物。于是图克斯伯里和我选择了一种不同的办法。我们在地上放置了一些纸盘，盘子里混合着等量的辣椒和朴树果。我们精确地计数盘子中果实的数目，这样第二天早上我们可以看看盘子中是否少了什么东西。

当我们第二天查看这些纸盘的时候，发现朴树果少了一些，但是辣椒却丝毫没被动过。看起来小动物们只是稍稍尝了尝辣椒的味道就觉得还是不要碰它们为好。此外，通过实验室研究，我们发现由哺乳动物排出的辣椒籽通常在经过咀嚼与消化之后都会被损坏，从而丧失繁殖力。由此我们认为，哺乳动物在辣椒籽的传播过程中并不发挥作用。即使它们吃下辣椒，辣椒籽也会在胃肠道中被破坏。

我们在野外对鸟类和哺乳动物的研究与之前对驯养动物的研究是一致的，即鸟类通常并不能感受到辣椒的辛辣味，而哺乳动物一旦接触这种味道就会表现出强烈的抵触行为。如果强行给哺乳动物喂食辣椒，这不但会造成它们体重下降，同时也会逐渐影响动物的健康状态。因此，我用一首小诗来回答为什么辣椒是辣的：让小鸟来为我守护，让无关的人走开。

尽管我对自己的诗挺满意，但这显然不适合在科学杂志发表。于是，图克斯伯里天才地发明了一个严肃的术语来向科学家们描述这一奇特的现象——定向威慑（directed deterrence）。辣椒素就仿似辣椒的化学武器，它能够有效地与哺乳动物保持安全的距离，因为哺乳动物不可能将辣椒籽安全而完整地带到可靠的繁衍地。相反，鸟类在播撒辣椒籽的过程中能够享用辣椒所富含的胡萝卜素和其他各种营养成分，它们在生理上完全不惧怕辣椒素这种化学物质。

距我们发表关于辣椒为什么是辣的研究结果不到两年，我就很高兴地得知另两位科学家解密了这一定向威慑背后所依赖的分子生物学机制。无论某种哺乳动物是超级味觉者、中间味觉者还是迟钝味觉者，它们体内都有一条感受疼痛的信号传导通路。这条离子通路被称为VR1通路。当摄入辣椒素之后，VR1通路所产生的反应与感受到高温物体后的反应非常类似。黑胡椒和生姜等植物中含有的类辣椒素物质造成我们在食用后感到刺痛与灼痛感也源于相同的原因。这些食物中的刺激因素就仿佛真的燃起了一把火，令我们产生强烈的神经冲动。这一戏剧化的反应在目前所有测试过的哺乳动物中都是一致的。

有趣的是，加利福尼亚大学的科学家约尔特（Sven-Eric Jordt）和朱利叶斯（David Julius）发现尽管在鸟类体内也存在类似的痛觉传导通路，但是只有在给予它们极大量辣椒的情况下，这条传导通路才会被激活，这一情况与哺乳动物存在显著差别。鸟类的这一通路不会被普通的口腔化学刺激激活，只能被高温激活。正是由于痛觉传导通路上一些显著的分子遗传学差异，导致辣椒素无法引起鸟类的疼痛感。因此，鸟类可以通过食用辣椒补充必要的维生素，并且承担了传播辣椒籽的任务。

约尔特和朱利叶斯发现，无论鸟类还是爬行类或者两栖类动物都不会将辣椒素与"高温"混淆，只有哺乳动物天生惧怕辣椒素，而这种独有的感受也似乎只是在哺乳动物后期的进化过程中才出现的。一个令人困惑的问题自然而然地浮现在我的脑海中：为什么人类能够推翻哺乳动物这种与生俱来的天性？为什么我们可以无所忌惮地吃辣椒？是什么让我们绕开数千年的进化历程在我们身体内所编写的信号通路，去感受这种被禁忌的味道？

　　为了获得一个满意的答案，我离开满布野辣椒的亚利桑那大峡谷，前往纽约走访一名一流的科学思想家。罗津一直致力于研究食物选择的生物学与社会学根源。在 30 年的研究生涯中，辣椒是他经常引用的经典案例。罗津认为，人类最初是把辣椒作为一种驱虫剂或者局部外敷药物来使用，也就是说，辣椒最开始并不是用来吃的。当我们确认辣椒不会毒害自己之后，我们开始把辣椒碾碎加入食物中用来调味，就好像在食物中加盐一样。然后，我们才开始培育并种植辣椒，不再单纯把它当作调味品，也同时作为蔬菜或者水果来食用。罗津对此做过非常巧妙的总结："在任何民族或者社会中，都至少有一种曾经被认为不能食用的东西最终变成重要的食物或者饮料。"

　　当然，我没忘记提醒他，辣椒目前已经成为全世界使用最广泛的香料，其在食物中的添加频率几乎和盐相当。作为一种被广泛接受的调料，到底辣椒能给我们带来什么不能替代的益处，使得我们必须突破进化的禁锢而对它如此迷恋？

　　"这确实是目前的争执所在。"罗津坦诚地说，"在哥伦布发现新大陆后，当地人对辣椒的迷恋为何能够随着殖民被迅速传播依然是一个疑问。"

　　在多年的研究中，罗津曾就人类为什么能够克服对辣椒素天生的畏惧而喜欢食用辣椒做过多种不同的假设。他首先假设辣椒是对日常生活中平淡无味的主食的一种味觉调剂。或者辣椒能够在我们遭受情感挫折的时候通过化学刺激暂时转移我们的不良情绪从而平复心情。当然，他也考虑过辣椒所具有的防腐作用，以及辣椒的辛辣能够掩盖食物腐败后令人不快的味道。进一步，罗津还设想过也许辣椒能够通过发汗来给居住在炎热地区的人们降温——蒸发散热，算得上是穷人的空调。最后，辣椒可能提供一些必要的微量元素以及抗氧化物质。

经过对种种奇怪假设的反复推敲与琢磨，罗津最终觉得所有这些假设似乎都存在一个相同的先验错误："对于辣椒的喜爱也许并非源于食用辣椒后所可能带来的好处。人们在食用辣椒的时候并不像服用维生素药片那样需要克服它的味道不佳——人们不是为了获得某种对健康有益的效果而被迫吃辣椒的。相反，他们是真心喜欢辣椒的味道。他们喜欢那种辣椒在口腔和胃肠道内所产生的烧灼感——那种原本他们应该讨厌的感觉。"换句话说，那种对辣椒的着迷并不是因为我们希望通过辣椒来获得某些实际的好处。

无论我们有意识食用辣椒的原因是什么，一些生物学家认为其中都有一个无法否认的健康因素：他们认为，无论是辣椒酱、辣椒粉还是直接吃辣椒，都能降低食物中微生物的含量，从而减轻致病微生物的毒性，给人体带来好处。

康奈尔大学的生物学家舍曼和比林（Jennifer Billing）进一步阐述了辣椒的这一作用。他们认为，这种抗生素样作用不是辣椒所独有的。很多肉类烹饪过程中使用的调料都有相似的作用。简单来说，这些香料能够杀灭或者控制腐败肉类中存在的细菌与真菌，防止这些微生物感染人体。舍曼和比林认为，这一作用对于生活在沙漠和热带地区的民族尤其重要。在那些地区，不添加任何调味品的肉类在煮熟后很快就会变质腐败。与许多调味品类似，辣椒可以杀灭生肉里的寄生虫和病原微生物。此外，辣椒含有四类明确的抗氧化物质——抗坏血酸、辣椒素样物质、黄酮类化合物、生育酚——这些物质在肉烧熟后依然具有抗生素样作用，能够防止食物变质。

　　为了验证这一假设，舍曼和比林研究了世界各地的传统食谱——从南北极一直到赤道区域。他们假设赤道区域是环境温度最高的地区，肉类在这些区域更容易变质。他们仔细记录了每一种民族食谱在肉类食物中加入调味品的比例——包括辣椒在内——以及在蔬菜中加入香料的比例。他们认为，如果辣椒所具有的防止肉类腐败的抗生素样作用是驱动居民食用辣椒的主要动力，那么在同一民族的食谱中，辣椒调料应更多地出现在肉制品中而不是蔬菜中。此外，越靠近赤道，食物中就应该含有越多的辣椒。

　　事实验证了他们的假设！舍曼和比林总共翻阅了来自 36 个国家的 107 本传统食谱，分析了 4 500 道肉类菜肴和 2 129 道蔬菜，他们发现 38 种香料主要被用在烹饪肉类中。他们同时确认，热带地区的食谱中更多地用到了包括辣椒在内的香料来制作肉类。进一步，辣椒以及其他少数具有抗生素样作用的香料最受赤道区域居民的喜爱。舍曼和比林通过实验室研究证实，无论在干热还是湿热的环境中，辣椒都能有效地杀灭肉中容易导致食物腐败的细菌与真菌，从而起到保鲜的作用。

　　为了强调这一以微生物学视角阐述传统饮食的发现所具有的先进性，舍曼将他们的工作称为"达尔文主义营养学"。在他们的论文发表后，《生物科学》（BioScience）杂志的主编沙桑（Rebecca Chasan）赞扬这篇论文找到了一个崭新的研究方向，为生物学家提供了一种完全不同的视角与方法去研究生物进化、微生物以及传统饮食行为之间的相互联系。

　　沙桑写道："如同任何阅历丰富的旅行者或者愿意尝试新鲜事物的美食家所知道的那样，某些地方在食物中大量使用香料，而另一些地方则甚少在食物中添加香料。印度人喜欢在各类菜肴中添加咖喱、洋葱、辣椒和胡椒等调料，而挪威人几乎不吃辣的东西，是什么造成了两者之间在口味上如此巨大的不同？"

引述舍曼和比林的观点，沙桑认为，这一问题的唯一答案就在于一个简单的生态学因素——辛辣调料所具有的抗菌作用。这可以非常好地解释这一差异性饮食习惯的出现原因，因为食物防腐本身就对健康具有相当重要的影响。如果辣椒能够降低食物中毒的发生率以及由此带来的死亡率，从进化的角度来看，在冰箱被发明之前，用辣椒来调味或者烹饪食物就具有实际的价值。然而，更宏观一些，我们会发现那个在进食辣椒后引起疼痛感觉的基因在环境、社会文化和个人行为的复杂作用下被重塑了，我们每个人对辣椒产生了完全不同的味觉反应。尽管舍曼发明了"达尔文主义营养学"这一名词，他依然承认，也许辣椒、微生物和人类共同完成了某种协同进化，这种进化在速度上远远快于达尔文所描述的自然进化过程。

舍曼和比林写道："随着时间推移，新的细菌和真菌不断在食物中出现，或者它们发展了抵抗传统香料的能力，于是我们又需要找到新品种的香料来有效地杀灭这些微生物。从这个角度来说，不同地区的传统食谱所记录的并不是当地的特色菜品，而是一段关于协同进化与感染性胃肠道疾病的抗争历史。"

舍曼和比林认为，在这一竞争进化的过程中，竞争的每一方都希望通过升级自己的武器以获得更大的生存机会。于是，细菌、真菌，包括辣椒在内的香料作物以及人类基因可能都发生了改变，而这又产生了新的问题。举例来说，直到1492年辣椒才传入印度，在那里，肉类中所含有的微生物只是在最近的500年里才感受到来自辣椒的威胁，而在美洲大陆的微生物则在更早的百万年里就身处与辣椒作战的环境中。根据舍曼的假设，印度人在肉类食品中使用辣椒的频率应该要高于蔬菜中的频率。也就是说，这种外来的抗菌物质在传入当地后立刻就能发挥有益的适应作用，这是因为当地传统香料在过去的很长时间里已经被许多微生物所耐受。

顺着相似的脉络，哥伦布将畜牧业引入美洲中部后，当地人食用肉类的机会增加，微生物通过肉制品感染当地人的机会也随之增加。这是不是直接导致了当地人在太阳下晒牛肉干的时候要撒上更多辣椒粉？当人类开始食用更多肉类、添加更多辛辣调料，并且有更多机会接触致命细菌的时候，生存的天平究竟向谁倾斜？超级味觉者还是迟钝味觉者？

尽管这些历史性的问题依然需要更深入的研究去回答，但是我们可以很自信地说，一些现今已为我们所了解的原则是能够经受时间考验的。首先，之所以有些人群特别能吃辣而另一些人群不能，在一定程度上源于肉类所存在的病原微生物和具有抗生素作用的辣椒在这个地球上的分布，这种对辣的喜恶不是随机产生的。其次，由于病原微生物、辣椒和不同种族的生活区域都会随着时间而改变，传统食物中使用辣椒的频率以及迟钝味觉者在一个种族中的分布都不是一成不变的。

在下一章中我们将看到，在最近的 500 年里，不同民族在地理位置上的分布发生了惊人的改变。当人们离开他们世代居住的故乡迁往新的居住地时，他们会将一些本地的植物和动物一同迁移到新的定居地，而这一行为被克罗斯比（Alfred Crosby）称为"生态帝国主义"（ecological imperialism）。这些移民在陌生的环境中将面对新的植物和动物，食用新的食物，遭遇新的病原微生物以及新的疾病。所有这些新的生存压力对于他们和他们的基因来说都是陌生的，遗传物质还没有为这种崭新的适应做好足够的准备。因此，在这个世界上大约有 20 亿人——或者出于个人意愿来到新的环境继续生活，或者因为政治及经济因素沦为他国的难民——正在经历这些无法预料的生存适应——遗传层面的适应、生态层面的适应，也是社会层面的适应。今天我们面临的问题是，面对这种新的生存压力，通过自然与社会选择以及技术手段获得的快速适应，是否能够保证多样化的人类在飞速变化的生活环境中获得足够的生存弹性。

第 6 章

移民之殇

——改变住所、饮食还是基因

在你的基因深处，潜藏着那种与故土以及饮食之间的复杂联系——与它们产生关联的并不单纯是"你"个人，而是遗留着这片土地在祖先身上所烙刻的印记，以及先人们的饮食习惯所留下的烙印。令人迷惑的是，这种联系到底有多深？事实上，大多数时候我们甚至都无法真切意识到这种联系的存在。只有当我们离开我们基因所熟悉的环境，忘却那些早已印刻在基因中的食物，遗忘了祖先留给我们的财富与传承，这种不可割裂的联系才会蓦然浮现在我们眼前。

沿着已经走过的旅程，我想你应该理解，我们的基因是在漫长的时间中被塑造的。这并不是一个单调而粗暴的过程。与时间总是向着一个方向流动不同，这种基因的塑造可以沿着不同的方向进行，曲折而蜿蜒。当一群人离开他们世代居住的故土，他们就不再是之前的那群人——无论在遗传上还是在社会认同上。很难预测他们会如何适应新生活，最终又会走向何方。也就是说，除了固有的遗传因素以外，还有很多因素决定我们可以改变或者掩饰既有习惯，并且这些因素经常超出我们的理解。当食物中的某种化合物，或者某种药物激发了我们机体的某种固有反应，我们目前的定居地、我们的社会状况以及个人行为习惯都会被这些在历史进化中遗留下来的机体反应影响，并且迥异于我们生活在故土上的先辈。

想象一下我们身边存在着多少毒物——就在我们的厨房里和庭院中。生活在我们周围的植物和动物大多是依靠某种化学物质来抵御敌人，而不是依靠它们的脊柱、牙齿或者爪子。不管我们置身何处，这些防御性的化学毒素始终在等待着我们。它们存在于我们喝的饮料里，也存在于涂上花生酱的面包里；它们存在于为芝士调味的香草中，也存在于芝士本身；它们存在于我们饭前品尝的布丁里，也存在于饭后小呷的甜酒中。庆幸的是，在人类文明的发展历程中，每一种文明都学会了如何去除食物中的毒素，至少我们知道如何稀释这些毒素。

我们的祖先早已养成特殊的习惯，他们会用各种香料、卤水、果汁、醋或者其他天然添加剂来烹调这些有毒的食物，以此中和或者消除食物中的毒素，尤其是那些会对身体健康造成严重影响的毒素。事实上，人们在日常生活中广泛使用的解毒方法大多是朴素的实践经验——我们通常并不了解个中原因。一般来说，我们只知道该这么做，并且知道这种做法确实有效。

我来举个例子，意大利北部与摩洛哥农民会用卤水或者碱水来浸泡橄榄，这道工序能够去除新鲜橄榄存在的苦味糖苷。但是农夫们显然不知道在橄榄浸泡的过程中到底发生了什么化学反应，他们唯一知道的是，这种加工方法能够让食物变得更美味。另一个类似的例子，非洲和拉丁美洲的主妇在处理带有苦味的木薯时会加入自己的唾液，然后将它们混合后静置在缸里或者盆子里，直到慢慢产生甜味。

所有这些在保留食物营养的同时还可以去除有毒成分的方法都不是在化学实验室里研究出来的，相反，这些方法都是农民和主妇们在灶台边的实践和试错过程中逐渐传承下来的。他们通过一些触手可及的物质——盐水、黏土、发酵的果汁甚至唾液——来让这些食物变得更安全、更美味。

食品解毒过程中的化学反应是复杂的，但是营养人类学家约翰斯（Tim Johns）发现这些复杂的实践过程在不同的民族间却具有很强的相似性。比如，野生马铃薯是一种具有潜在毒性的食物，在食用马铃薯的同时吃一些黏土可以减轻马铃薯的毒性，这种解毒方法在生产野生马铃薯的地区被广泛使用，无论是生活在安第斯高原（Andean highlands）的秘鲁盖丘亚（Quechua）人，还是生活在美国西南部的纳瓦霍人。

纳瓦霍人的居住地正是我们将要探访的下一站，在这里我们将看到当一个种族完全迁移到另一个新的地方，远离他们的故乡并且与原本已经在那片新土地上世代生活的人们通婚之后到底会发生什么。尽管纳瓦霍人和他们的阿萨巴斯卡亲戚已经在北美生活了至少 15 个世纪，但是纳瓦霍人经常性地迁徙到不同地区，直到他们来到四角州区域①的佩恩蒂德沙漠（Painted Deselt）周边定居。纳瓦霍人已经适应了他们的新家园与新的食物来源，但是他们体内依然镌刻着年代久远的基因烙印。这个故事将告诉你简单的营养介入如何能够帮助纳瓦霍人减轻或者避免新环境可能给他们健康带来的不良影响。这个故事也能给我们带来一些启示，让我们思考地球上将近 1 800 万因为战争、恐

---

① 原文为 "Four Corners states"，美国地区名称。这块地区由科罗拉多州西南部、新墨西哥州西北部、亚利桑那州东北部和犹他州东南部共同组成。——译者注

怖威胁、疾病或者饥荒不得不逃离家园的人们应该如何面对新环境的挑战。但是，这也是一个警示性的故事，它将告诉我们在人类力求解决这些由环境变化导致的适应问题时，为什么基因治疗不是最佳选择——甚至根本不是一种选择。

一天，纳瓦霍医生[1] 米切尔（Mike Mitchell）出现在我办公室门口。他头戴一顶宽大的米色牛仔帽，脚蹬高高的靴子，身着褪色的蓝色牛仔服，肩上挂着一串漂亮的绿松石项链。我起身欢迎他。米切尔的到来缘于一位我们都认识的朋友，因为他觉得我们两人有必要好好聊聊，交换一下对某些问题的看法。

米切尔的双眸绽放着难以描摹的光彩，让我感觉那天我们之间的所有对话在他看来都非常搞笑。作为一个精通传统医学的医生，一个口授历史学家，一名教育家、歌手以及牧羊人，米切尔在过去 70 年里所经历的一切早已让他看透了关于亚利桑那北部的一切世情，但似乎没有任何经历比今天正在进行的对话更让他觉得可笑——他现在正在一名大学教授的办公室里，而这名成天在办公室工作的教授正想试着养一些纳瓦霍绵羊，这无疑让米切尔这位阅历丰富的老人感到无比荒诞。他一定在想，天知道一个成天待在办公室的家伙如何成为一个出色的牧羊人！

我告诉他，因为最近的干旱导致牧草匮乏，我们不得不把羊都圈养在畜栏里，并给它们喂一些非常昂贵的饲料。而且有 5 只去年秋天交配的母羊快生了，所以我们现在要非常仔细地观察着畜栏中的情况。

---

[1] 原文为 "Navajo medicine man"。这里所说的 "医生" 不同于经过现代西医训练、医科大学毕业的正规医生，而是使用当地传统药物和传统方法治疗疾病的传统医生。为了阅读方便，直接将此处翻译为 "医生"。——译者注

米切尔向我解释说，每逢遇到类似的干旱季节，他们就会把羊群驱赶到更高的地方，羊群可以从那里茂密的灌木蒿丛中获得足够的食物，那种植物在纳瓦霍语言中被称为 *ts'ah*。他补充道，经过高山放牧，羊肉会变得更好吃，因为会带着一种鼠尾草所特有的清香。

"在我们烤羊的时候不需要添加任何香料，因为香料已经在羊肉里了。"他一边说一边舔了舔嘴唇。

"这和我家乡的习惯太相似了！"米切尔的话勾起了我最近一次回到故乡的记忆，"我的家乡在黎巴嫩和叙利亚交界区域，那也是一片神圣的土地。那里的高原牧场遍布百里香，所以我们都喜欢在那里放羊。我们也喜欢鼠尾草，在烤羊或者烤羊腿之前会在肉上切开小口子，然后把鼠尾草塞进去。你们还用鼠尾草来调味其他食物吗？"

米切尔又笑起来，脸上因风吹日晒形成的深深褶皱都随着笑意一起舞动了起来："*Ts'ah*？当然，我们经常使用。对于我们来说，它既是一种药，也是一种食物，随便你怎么说。我们有时候会折下一根嫩枝在骑马的时候慢慢咀嚼。我们同样会用到它的花粉、叶子以及根。你喜欢鼠尾草吗？不如让我给你看一些我为孩子们写的东西，他们能够通过这些东西来了解我们民族的传统。"

他从书包里抽出一本不厚但却相当精美的小册子，这是一本关于纳瓦霍人植物应用知识的读本，他用这本小册子来指导钦利（Chinle）的老师。他把小册子翻到他标示为 "*ts'ah*" 的那一页，上面分别用纳瓦霍语和英语记录着："鼠尾草拥有一种独特气味，很多人都觉得这是一种芳香的味道。鼠尾草的花粉是浅绿色的。这是一种被广泛使用的香料。在牧草匮乏的冬季，牲畜可以食用鼠尾草来过冬。"

我突然意识到，一年前我开始在自己农场里养羊的时候就应该来请教我的纳瓦霍邻居关于畜牧和植物的各种知识。我接着往下读："当病人恰巧经过灌木丛的时候，鼠尾草也可以作为一种具有治疗功能的草药。一个独自旅行的病人在路过一片灌木丛的时候闻到一阵芳香，他查看了身边的植物，发现鼠尾草的香气缓解了他的病痛。他坐在灌木丛中，咀嚼着鼠尾草的叶子，发现自己的症状居然完全消失了。这就是鼠尾草作为一种药物被发现的经过。"

在我阅读的过程中，米切尔向我解释纳瓦霍医生将所有植物分为4种不同的类型：食物——许多食物也具有一定的药用价值、药物、没有食用和药用价值的植物、有毒植物。最初我对这种分类感到困惑，在我看来，许多药物如果大剂量使用显然也会产生毒性。我迟疑了一下，在想着如何组织自己的问题。

"有没有人会因为……错误地使用药物……我的意思是说，比如服用了错误剂量的药物而中毒呢？"

米切尔一如既往地轻笑着说："那确实是问题所在。有时候人们直接通过跳蚤市场买来他们需要的药物却不询问医生的意见。他们不知道怎么用药，最后往往不得不去医院看病。而医院的医生经常要来找我，让我帮他们找到问题的根结。为什么这些人在服用草药后反而会病倒？他们希望这些草药能够解决他们的问题，然而他们不清楚具体的使用方法，于是服用过量，适得其反。"

对于纳瓦霍医生而言，治疗是一个复杂的系统性工程。如何炮制药物、给患者用多少剂量、什么时候用药，甚至给谁用药，所有这些因素在治疗过程中发挥的作用都不亚于药物本身。这就是纳瓦霍人与灌木蒿之间深入而有趣的联系。灌木蒿是蒿属（Artemisia）灌木的统称，灌木蒿中的一些品种自古以来就是人类葬仪上所使用的仪式性植物。灌木蒿的药用价值主要来自它所含的一种被称为香豆素的内酯类物质。内酯是由羟基酸的羧基端与羟基端相互结合，脱去一个水分子后形成的酯类。从生物学角度来看，香豆素是所有可吸收物质中活性最强的化合物之一。

　　我们把植物中所含具有预防疾病或者控制机体应激反应的化合物称为化学预防剂（chemopreventive），而香豆素正是其中的一种——以不同的剂量以及不同的形式来发挥作用。作为一种化学预防剂，香豆素能够杀灭线虫和蛲虫等寄生虫，抵抗昆虫袭扰，抑制霉菌生长，并能防止一些具有竞争作用的植物种子发芽。当然，它也可以被当作调味品，或者作为香水的原料。在某种程度上，香豆素能够减轻机体对尼古丁的依赖，从而降低患肺癌的风险；但是，在另一方面，香豆素本身可能会刺激某些其他癌细胞的生长——事实上，一些香豆素被怀疑是自然界中强有力的致癌物，然而，也正因此，香豆素在历史上一直被当作镇静催眠药。今天，香豆素依然被用于抑制中枢神经系统、清除肠道寄生虫或者改变凝血状态。香豆素既可以是一种救赎，也可以是一剂毒药——取决于你是谁，以及你在哪里。

　　有意思的是，许多药物和食物中都含有类似香豆素这种具有强烈生物学活性的化合物。假如这些食物和药物对于人类是陌生的，那么它们就必须要经过食品与药品管理局（FDA）的安全性审批，而我很怀疑生产商和经销商能够给出足够的证据来证明它们的安全——尽管它们能够带来很多好处，但它们也可能带来害处。好在这些都是自古以来就一直被我们食用的东西，FDA 也就不必面对这一难题。

　　尽管如此，根据医学人类学家雷切尔森（Richard Raichelson）的估计，在美国西南部民族传统食物与药物所使用的植物中，超过半数都含有香豆素类物质。雷切尔森对纳瓦霍人所采用的植物进行了更为细致的研究，证实大约 1/4 的当地食物和药物中含有香豆素成分。野生马铃薯、漆树浆果、杜松浆果和马齿苋叶子是应用最广泛的富含香豆素植物，它们在食物与药物中都被当地人加以利用。需要说明的是，富含香豆素的植物并不单纯分布在美国西南部沙漠及稀树草原中。在你家附近的超市和水果店里可以买到的鹰嘴豆、防风草、芫荽、无花果，甚至栗子和橙子都富含香豆素。

既然香豆素在植物王国中拥有如此广阔的版图，那你一定会产生疑问，这种物质为什么独独给纳瓦霍人带来特别的好处或者害处——如同米切尔所说的那样？事情就是从这里开始真正变得有趣，非常有趣。富含香豆素的植物对于纳瓦霍人来说相当重要。纳瓦霍印第安人是世界上已知携带两个特殊白蛋白等位基因的少数民族之一，这两个等位基因都能够诱发机体对香豆素产生急性反应。这种基因多态性在很多方面都对纳瓦霍人的健康产生潜在影响。

让我们简单复习一下血液生化知识。血液中含有大量不同的蛋白质成分以发挥各自的生理功能。在所有这些蛋白质中，大约有50%为白蛋白。白蛋白是一种可溶性蛋白质，它在血液中作为一种运输蛋白扮演着极为重要的角色。血液中的脂肪酸、类固醇、甲状腺素等都需要与白蛋白结合后才能随血液一同转运。药物与白蛋白结合后是被灭活还是进一步进入循环取决于你所携带的白蛋白等位基因。你的两个白蛋白等位基因分别来自父亲和母亲，如果父母给你的都是"野生型"等位基因——或者说"正常的"等位基因——那么你就携带一对纯合的"野生型"白蛋白基因，或者说两个"野生型"白蛋白等位基因。这种情况下如果你服用类似华法林这样的抗凝药物——华法林是一种抑制血栓形成的药物，起到抗凝血作用——它们能够与你的白蛋白充分结合并且被灭活，从而保证你的凝血功能处于正常状态。

但是，假若你正好携带了一个变异的白蛋白等位基因——墨西哥型或者纳斯卡皮（Naskapi）型——成为杂合子——即携带了一个正常的白蛋白基因与一个变异的白蛋白基因——那么大约 27% 的华法林在进入血液后会依然保持活性，你的凝血机制会受到影响，即出血不容易被止住。白蛋白的编码基因位于 4 号染色体，这一基因的变异会导致生成部分不规则的白蛋白，从而引起生理功能的改变。华法林可能给这些杂合基因携带者造成非常强烈的健康影响，而摄入自然植物中所含有的香豆素后，类似的效果也可能发生。

医学人类学家埃特金对此是这样描述的："这一基因变异对健康所带来的确切影响是在关于美国原住民的研究中被证实的。美国原住民经常食用富含香豆素的植物，而'纳斯卡皮型'和'墨西哥型'等位基因就高频出现在该人群中。这种变异的人血白蛋白对合成香豆素（也就是华法林）的结合能力显著低于正常白蛋白，携带变异白蛋白基因的人在摄入香豆素之后血液中香豆素的活性会更高。对于现代医学来说，这一区别在临床实践中具有重要的指导意义。当我们在给病人使用华法林的时候，必须考虑到个体在华法林结合与灭活能力上的差异，并以此为参照调整药物用量。以此类推，当这些人接触自然中存在的香豆素之后也可能产生与其他人不同的反应。香豆素所含有的治疗作用、毒性作用或者其他生物作用在这些携带变异白蛋白的个体身上很可能会被放大。"

纳瓦霍人普遍携带的纳斯卡皮型白蛋白基因也是他们生活在加拿大和阿拉斯加的阿萨巴斯卡亲戚所高频携带的等位基因。生活在土耳其南部的 Eti Turks 也携带相同的等位基因。据信数千年前，也就是阿萨巴斯卡人还没有从亚洲迁出的时候，他们与纳瓦霍人拥有共同的祖先。无论是阿萨巴斯卡人还是 Eti Turks，历史上他们都曾经生活在

中亚地区寒冷的沙漠中，然后阿萨巴斯卡人向东迁徙到北美，而 Eti
Turks 则向西迁徙到土耳其南部。我们至今依然不知道他们的血缘关系
到底有多近，但是每当来自两个民族的人相遇，他们总会为自己在语
言与体貌上的相似而感到惊讶。

讽刺的是，他们离开富含香豆素的故乡，却迁徙到了另一片类似
的土地。纳瓦霍人的祖先从中亚地区先向东迁移到阿拉斯加和加拿大
北部，然后再向南来到美国北部的盆地——纳瓦霍人的民族语言是一
种汉藏语系的分支，这或许就是来自中亚地区的祖先们为整个民族遗
留的烙印。约一千年以前，他们终于来到今天的定居地——一片遍
布富含香豆素植物的干旱区域。这些植物通常能引起很强烈的生理反
应——无论什么时候吃、无论吃多少——香豆素是强效的药物，同时
也是潜在的毒药和致癌元凶。

操着阿萨巴斯卡语的纳瓦霍人从中亚地区最终迁徙到美国西南
部，这不但使他们暴露在更丰富的香豆素环境中，同时也给予了他
们接触另一个变异白蛋白等位基因的机会。很多纳瓦霍人现在携带
了墨西哥型白蛋白基因，这一等位基因也存在于生活在美国西南部
与墨西哥西部的犹他－阿兹特克语系人群中。在 1682 年的普韦布洛
（Pueblo）起义之后，纳瓦霍人经常性地与说犹他－阿兹特克语的犹
特（Ute）人、皮马人和霍皮（Hopi）人等其他印第安人通婚，而那
些人世代生活在这片充满香豆素的土地上。墨西哥型白蛋白基因似
乎是通过纳瓦霍人和这些本地居民的婚配逐渐在纳瓦霍族人中流传
开来的。

因此，在来到美国西南部这片新家园之后，纳瓦霍人不但遭遇了
更多香豆素，同时他们还获得了第二个对香豆素异常敏感的白蛋白等

位基因。从遗传学的角度来看，这是双重打击[①]，尤其对于生活在四周充满香豆素威胁环境中的人群来说。然而，族群中的医生依然在用祖先传承下来的方法治疗疾病，他们在处理响尾蛇咬伤后的出血以及产后出血时依然会大剂量使用香豆素。医生们一方面通过先辈的经验传授，另一方面也通过自己的实践观察来总结患者所能承受的最大香豆素用量。

当然，米切尔不可能告诉我他治疗的某个患者是否携带了墨西哥型或者纳斯卡皮型白蛋白基因。他只知道灌木蒿是一种强有力的药物，它们的作用强到他必须仔细评估患者的情况以决定合适的用量，这其中并没有统一的用量规范，必须具体情况具体分析。

对于我们来说，香豆素也会带来潜在的风险或者好处，尽管个中原因与白蛋白无关。一些人缺乏 IX 因子[②]，这种因子能够强化香豆素的抗凝血作用，其实际效果与纳斯卡皮型或者墨西哥型白蛋白基因类似。也就是说，携带缺陷 IX 因子的人必须小心华法林和香豆素类物质，因为这可能会引发严重的不良反应。CYP2C9 基因多态性则是另一些人必须关注的问题。目前已知存在多个不同的 CYP2C9 等位基因会增加人体对香豆素的敏感性。然而，CYP2C9 的另几种等位基因则能够抵抗香豆素的作用，携带这些等位基因的人能够迅速结合机体摄入的华法林，

---

① 意思是携带的两个白蛋白基因都是异常等位基因。比如，某个纳瓦霍人原本可能携带纳斯卡皮型等位基因，现在因为与当地人通婚，则可能使后代同时携带纳斯卡皮型和墨西哥型两种等位基因，形成遗传学上所说的"复合杂合突变"。简单来说，携带两个变异基因的人没有正常的白蛋白基因，所以其对香豆素的结合与灭活能力进一步下降。尽管香豆素有抗菌作用，但是它同时也是一种抗凝血物质，过量使用香豆素会导致出血或者凝血功能障碍。下文中所说的"能够承受的最大剂量"正是为了预防这一出血的副作用——在蛇咬和产后出血等情况中，使用香豆素的目的是预防感染，这时候它的抗凝血机制就成了治疗的副作用。——译者注

② 血浆凝血因子的一种。很多人知道血小板与凝血相关，事实上凝血是一个非常复杂的生理过程，凝血因子至关重要。人体血浆内有多种凝血因子，在凝血的不同阶段发挥相应的作用。本文中反复提到的华法林是双香豆素衍生物，它能够通过抑制凝血因子 II、VII、IX、X 等在肝脏的合成而发挥抗凝血作用。IX 因子缺乏的人群原本凝血功能就不足，服用香豆素后会进一步影响凝血功能。IX 因子缺乏是一种常见的遗传缺陷，俗称为乙型血友病。——译者注

减轻华法林对于凝血功能的影响。

总体来说，如果要列举影响我们对香豆素反应的遗传因素，那么至少可以列出 60 种不同情况——因为我们的基因组中一共有 60 种不同的 *CYP* 基因，它们都属于 *P450* 超家族[①]。在这些基因中的许多多态性改变都会影响人体对至少 30 种常用药物的生理代谢，更不要说不可尽数的食物和环境中存在的化学物质。

你是否奇怪纳瓦霍人为什么不减少食物和药物中灌木蒿的用量？假如一个如同米切尔那样的纳瓦霍医生为你采来灌木蒿的根、嫩枝、叶子或者花粉，那么相当于他是为你送来了珍贵的礼物，就仿佛是一支古代的印第安箭头、一件漂亮的绿松石珠宝、一块手工制作的羊皮地毯，或者一顿丰盛的传统美食。

事实上对于香豆素我也怀着异常矛盾的心情。生物技术、营养基因组学以及遗传药理学方面的研究日新月异，科学家们不断向公众介绍新药以及基因疗法的前景。每当这时，我都会感到震动，这种矛盾的心情就会涌上心头。从技术上来说，目前通过基因治疗来减轻香豆素对机体产生的影响是可能的。任何人，只要有足够的钞票，很快就能够选择"避免"华法林或者其他香豆素类物质继续对后代产生强烈的影响。具体怎么做？只要向生物医学公司支付大约 1 500 美元，公司就能为夫妇双方提供一项检测，以确认他们是否携带纳斯卡皮型或者墨西哥型白蛋白等位基因。公司同样也可以检测他们是否携带其他会增加香豆素敏感性的基因——*P450* 超家族的基因多态性，我们之前已经介绍过了。当我们确定了夫妇双方的携带状态之后，就可能要求分

---

① 细胞色素 P450 超家族是一大类酶的统称，这些酶在生物氧化过程中发挥重要作用。——译者注

子生物学家通过载体病毒将修饰过的基因转染到胎儿或者新生儿体内。这些载体病毒被注射入人体后会转染进细胞，调控那些引起香豆素高敏感的蛋白，从而治疗存在"缺陷"的个体，事情就此解决！如果这种疗法能起作用，那么出生的孩子就不再带有"缺陷"，他们也不用再会害怕食用含有香豆素的食物或者药物。

情况就是如此。通过基因治疗技术，我们将很快能够使自己的孩子不再受到香豆素的困扰、避免香豆素的致癌毒性，或者减少服用华法林后的不良反应。与此同时，这些孩子也不再对纳瓦霍人常用的传统治疗——使用灌木蒿驱除肠道寄生虫、戒除烟瘾，或者镇静催眠——产生足够的反应。这些孩子对于香豆素的敏感性将会被基因治疗所封缄，医生将他们判断为"正常"。一种被认为是疾病的状态将被消除，然而纳斯卡皮型和墨西哥型等位基因对环境的适应作用也会被共同消除。因此，理论上可能的基因治疗本身就是矛盾的组合，它或许能给健康带来正面影响，然而它同时引入了新的健康问题。

当然，除了重写我们的遗传密码，根据目前掌握的基因与食物交互作用的知识，我们或许还有更有效的方法来解决这一问题。首先我们来了解一个类似的问题。

营养学介入手段被认为在降低与动脉栓塞相关的心脏病和其他疾病发病率方面获得了巨大成功。值得指出的是，这种营养学介入手段仅仅对一类特殊患者有效，即那些血液中同型半胱氨酸①水平升高的患者。同型半胱氨酸是血液中一种有毒性的氨基酸分子，它来源于饮食中的蛋白质分解，尤其是动物蛋白分解。同型半胱氨酸血症是已知导致动脉栓塞的独立风险因素。目前已知，同型半胱氨酸血症导致了

---

① 同型半胱氨酸是半胱氨酸和甲硫氨酸代谢的中间产物。——译者注

1/10 的男性急性心力衰竭与 1/12 的女性急性心力衰竭。同型半胱氨酸血症同时还可能增加个体患癌症或者其他慢性退行性病变的风险。

首次发现同型半胱氨酸血症背后特殊基因与营养关联机制的又是我们在第 3 章中反复提到过的莫图尔斯基，那位营养生态遗传学先驱。当时普遍怀疑心脏病的发生与大量摄入脂肪相关。但是莫图尔斯基却发现了一个奇怪的现象：在部分特殊人群中，血液中的同型半胱氨酸含量升高是心脏病发生的独立危险因素，它与脂肪摄入并不相关。莫图尔斯基曾经回忆当时的情况："在关于早发性心脏病的遗传学研究中，我们一直把注意力集中在那些与脂质代谢相关的基因上。但是，所有这些基因都很难解释冠状动脉疾病的发生。20 世纪 70 年代，我发现有一些研究报告提示升高的同型半胱氨酸水平与多种不同类型的动脉粥样硬化发生相关。"

起初，科学家猜测应该有特定的基因直接与同型半胱氨酸血症相关。他们怀疑同型半胱氨酸血症是一种常染色体隐性遗传病。由于基因缺陷，患者在出生时即缺乏一种被称为胱硫醚合成酶的代谢酶。科学家猜测该致病基因携带者——即杂合子个体，携带一个正常的等位基因和一个异常的等位基因——血液中的同型半胱氨酸水平会升高，他们将此称为同型半胱氨酸尿症，这类患者更容易患上心血管系统疾病。

然而，随着遗传学研究的深入，研究人员发现事实似乎并非如此简单。在一项针对数百名荷兰与爱尔兰早发性心脏病患者的研究中，科学家发现没有一名患者是杂合致病基因携带者，整个生物医学界都对此感到不解。直到数年以后，另一群科学家指出有另一个不同的基因会影响血液中的同型半胱氨酸水平。这个基因对于遗传学家和营养学家来说都非常熟悉，因为它在叶酸代谢中扮演关键角色。

"叶酸"这个名称来源于"叶子"这个词根①。叶酸属于 B 族维生素，大量存在于绿叶、豆类和水果中。第二个影响血液同型半胱氨酸水平的基因是一个已知与叶酸、维生素 B$_{12}$ 代谢密切相关的基因，它决定了我们可以利用叶酸和维生素 B$_{12}$ 来治疗恶性贫血。这个基因同时保证机体能够正常地利用叶酸来参与辅酶合成——在能量传递链中的许多过程都需要这些辅酶的参与。更重要的是，这一基因是人体正常合成亚甲基四氢叶酸还原酶（简称 MTHFR）的必要因素。该基因的纯合突变个体——即携带了两个突变的基因——将缺乏足够的 MTHFR 活性，他们患上动脉栓塞和心脏病的概率是正常人的 3 倍。

但是，并不是说缺乏 MTHFR 活性就一定会患上心血管疾病，或者一定面临更高的患病风险。同一个研究团队在阐明 MTHFR 缺陷与冠状动脉疾病关系之后又进行了更深入的研究，他们发现只要增加叶酸的摄入量就能够显著降低该人群血栓与急性心力衰竭的发生频率。

当营养学家了解到这一研究结果后，他们马上想到是否能够通过改变饮食结构，即增加易感人群的叶酸摄入量，降低血液中的同型半胱氨酸水平以预防心血管疾病的发生。这一营养学干预手段被证明是有效的，但是仅仅对纯合突变者才有效。看起来一种解决同型半胱氨酸血症的方法已经完全成熟。然而，正如莫图尔斯基教授所观察到的，这种治疗方法并不是快速修复某个基因，而是通过营养手段介入来令部分人而不是全部人从中受益。

"这是一个关于食物与遗传相互关联的重要例证。事实告诉我们，

---

① 叶酸的英文名词是 folic acid，其词根是 foliage，意为"叶子、树叶"。中文将其翻译为叶酸显然也是非常贴切的。——译者注

即使携带了突变基因，只有在叶酸摄入量不够的情况下才会引起血液同型半胱氨酸含量的升高——也就是说，你需要保证叶酸摄入量达到人群的平均水平以上。"

在 1995 年，技术上已经可以对 *MTHFR* 基因多态性进行检测，而且简单的筛查测试成本并不高。莫图尔斯基建议在人群中开展针对 *MTHFR* 基因多态性的筛查检测，携带异常 *MTHFR* 基因的人应保证充足的叶酸摄入，以此挽救许多因叶酸摄入不足而面临早发性心脏病危险的人。或者也可以直接在饮食中添加叶酸，以保证整个人群中的所有人每天都能摄入 350～400 微克叶酸。

医学研究者最终认为先筛查后治疗的方法相比为全体人群补充叶酸能产生更大的卫生经济学价值。同时，从卫生经济学的角度判断，这一预防方法能够通过节省大量心脏病的治疗开支，尤其是冠状动脉搭桥等昂贵外科手术的支出从而获得非常显著的经济效益。经过严密计算，研究者认为如果在人群中首先进行筛查，然后为筛查结果呈阳性的人提供叶酸与维生素 B_{12} 强化的食物每年将耗费 21 亿美元，可同时拯救 12.2 万人的生命；作为比较，假如为全体人群提供叶酸和维生素 B_{12} 强化的食物，每年将花费 55 亿美元，但是能够避免的死亡人数只增加了 4 000，即每年避免 12.6 万人因叶酸缺乏而患上致命的心血管疾病。问题是，假如妊娠期妇女也能食用这些添加叶酸的食物，将同时降低胎儿患严重先天性神经管缺陷——比如脊柱裂——的风险。

正是胎儿脊柱裂影响了这场卫生决策的博弈。为了同时降低心脏病发病率和出生缺陷发生率，FDA 决定采取为全体人群提供足量叶酸的策略。以此为契机，FDA 制定了相应的卫生政策，要求 1998 年 1 月以后在全美销售的所有谷物制品中都必须添加叶酸。为了达到每人每天能够摄入 100 微克叶酸的目标，在不同食物中添加叶酸的比例为 95 微克 /100 克～ 309 微克 /100 克之间。这一措施带来了显著的效应，几年之后，在不考虑任何通过药物补充摄入叶酸的情况下——比如服用复合维生素片——人群通过食物日均叶酸摄入量即提高到 190 微克，达到了预期目标的 2 倍。同时服用复合维生素和微量元素药物的人日均叶酸摄入量则增加到 219 微克。

　　这一措施对降低急性心脏病的贡献可谓立竿见影。在强制添加叶酸之前，约一半人无法达到建议的日均叶酸摄入水平，而在添加叶酸之后，这一比例下降到 7%。只要将每日叶酸摄入量维持在大约 200 微克的水平即能显著降低血液中的同型半胱氨酸含量。随着同型半胱氨酸浓度的下降，人群中心血管疾病的发病率也逐步降低。据统计，通过这一措施每年减少了 13 500 名冠状动脉疾病患者，也有人估计全美每年减少的冠状动脉疾病患者可能高达 5 万人。只用了 5 年时间，MTHFR 缺乏人群就通过摄入足量叶酸将自己心血管疾病发病率降低到与普通人群相似的程度。由此看来，在同型半胱氨酸血症的治疗方面，我们并不需要寄希望于昂贵的基因治疗。相反，只要给予营养摄入足够的关注，尤其是注意基因与营养成分之间的相互作用，就能非常好地解决由此引发的问题。

　　当然，也有科学家认为，通过基因修饰手段能够更好、更经济地解决这一问题。他们所说的修饰并不是去改变人类的基因，而是通过改造谷物的基因来为我们提供足够的叶酸和维生素 B_{12}。他们宣称，假如我们能够通过修补食物基因的方法来弥补人类的遗传缺陷，那么就没必要去冒险改变人类的基因。让我们来具体了解一下他们的想法。

　　尽管大多数绿叶菜都富含叶酸，但是谷物并不是富含叶酸的食物。如果我们能够把绿色植物中的基因植入到小麦、水稻等谷类作物中，那么就能获得富含叶酸的谷物。这些被植入的基因可以通过直接诱导植物产生更多叶酸来起作用，也可以通过改变植物的生理代谢通路使得它们将更多叶酸保存在体内而起作用。我们只需要对水稻、小米、大麦、小麦、高粱和玉米这 6 种主要的谷类作物进行转基因操作，那么这些我们平时作为主食的粮食作物就足够为我们提供必需的叶酸摄入量。

对于这一技术假设的现实答案是：我们不应该在生物技术实验室里去寻找解决叶酸缺乏的方法，因为解决方法早已塞满了我们的生存空间。就如麦吉本（Bill Mckibben）充满自信的话语："你并不需要去期待来自孟山都（Monsanto）[①]的奇迹，你真正需要的只是多吃些本地绿叶菜而已。"

乍听起来麦吉本的话似乎过于隐晦，但事实上为你提供了问题的明确答案：只要能够保证摄入足够的新鲜绿色蔬菜，我们就既不需要借助生物技术去改变我们自己的基因，也不需要去改变任何食物的基因。考察在北欧地区世代繁衍的民族历史，这就是 MTHFR 这一酶缺陷为我们揭示的进化学意义。北欧的春季相当短暂，生活在那里的斯堪的纳维亚人（Scandinavians）、格陵兰人、丹麦人、荷兰人、苏格兰人、英格兰人以及爱尔兰人传统上都会储备很多肉制品，但是他们缺乏蔬菜储备。肉制品富含蛋白质与脂肪，尽管它们具有很高的营养价值，然而也会导致血液中同型半胱氨酸水平的上升，这会增加心脏病和癌症的发生风险。这种风险对于 MTHFR 缺乏的人来说尤其显著，除非他们能够经常补充绿叶菜将血液中的同型半胱氨酸水平降低到正

---

① 孟山都公司（Monsanto）是一家著名的种子公司，以开发和推广转基因作物受到广泛关注，同时也备受争议。——译者注

常值。

　　居住地纬度越高，获得绿叶菜就越困难——在北极圈内居住的因纽特人甚至不得不从驯鹿的胃里来寻找地衣食用——然而正因为摄入量减少，绿叶菜对于健康的影响就变得更为关键。这是因为绿叶菜并不单纯提供叶酸，它们同样是体内许多必要维生素、矿物质以及膳食纤维的最主要来源。蔬菜与水果不但蕴含丰富的抗氧化物质，并且能增强机体免疫力，长期摄入不足会导致人体更容易患上坏血病与其他疾病。简单来说，那些携带 *MTHFR* 缺陷但是又没有养成大量食用新鲜蔬菜习惯的人会患上同型半胱氨酸血症，并且极易患上心脏病，此外，这些人也更容易患上其他严重影响健康的疾病。在北欧寒冷的气候中，自然选择了那些携带 *MTHFR* 缺陷基因却同时能够大量摄入新鲜蔬菜的群体。相比较来说，在地中海与热带这些一年四季蔬果丰富的地方，会导致血液中同型半胱氨酸水平升高的等位基因频率就要比北欧地区低得多。

　　在英国的那一周——迄今为止这是我唯一一次访问英国——我一直在思考这一关于食物与基因的悖论。近几个世纪以来，英国的饮食传统是喜好类似牛排腰子馅饼[①]、炸鱼与炸薯条[②]以及牛脑一类的高脂肪食物，而不是绿色蔬菜，由此带来的恶果是英国的心脏病发病率居高不下。

　　当穿梭于英国的酒吧，我惊讶于英国人是如何在这种不健康的饮食传统中生存下来的。他们的食物主要由大量动物蛋白和脂肪、缺乏

[①] 原文为"steak and kidney pies"，是一种英国传统食物，将牛肉与腰子（通常是牛肾、羊肾或者猪肾）切块煎炒后作为馅料制作的馅饼。牛肉富含脂肪，而肾脏则富含胆固醇，属于高脂食物。——译者注

[②] 原文为"fish and chips"，也是一种英国起源的传统食物，事实上就是炸鱼配上炸薯条，这种炸鱼的方法类似于上海的"面拖鱼"做法，即在鱼肉外裹上一层面浆后油炸。油炸食品含有大量油脂。——译者注

纤维的面粉和淀粉组成，他们还酷爱喝啤酒与威士忌，而这两种酒都会干扰叶酸吸收与代谢。整整一星期，我几乎都没看见过新鲜的绿色蔬菜！

我逼问一位英国朋友到底能否让我在他家里品尝一下正宗的英国传统风味。这位朋友曾经在墨西哥和马来西亚工作，并且刚刚从摩洛哥度假归来。我满心以为他对长期离开故乡的眷恋以及爱国主义情怀会让他向我证明迄今为止我在英国看到的所有糟糕的饮食习惯都只是一种巧合，只是事情的一方面，结果他猛喝了一口黑啤，笑了起来，含混地说："要说本地的第一名菜，那就是洞穴中的癞蛤蟆了。"

"对不起，是什么？"

"癞蛤蟆，洞里的癞蛤蟆。"

"我说的是，食物，菜，你们吃的传统食物。"

他又喝了一大口酒，叹了口气说："我说的就是食物，我们的传统食物。做起来很简单：把4～5根香肠放到猪油里煎一下，然后塞进约克夏布丁①，涂上黄油。香肠的一头露在布丁外面，看起来就像一个一个塞在洞里的癞蛤蟆。"

"就像一个死在剧毒沼泽中的癞蛤蟆？！"我脱口而出，"肉、油、面粉，然后放在大量的油里去煎、去炸？居然还有英国人没有患上心脏病并且死于心脏病，这简直就是一个奇迹！"

他轻咳了几声，耸了耸肩："事实上，这大概就是为什么我们大多数人都会选择在成年后移居海外或者在国外工作，在那些热带水果供

---

① 原文为"Yorkshire pudding"，是英国当地的一种食物。这种布丁和我们一般理解的布丁不同，更像是一种面包，有些类似泡芙外面的皮，所以可以把煎炸后的香肠塞到布丁里面。——译者注

给丰富的地方。朋友，我觉得你说的并没错。假如我们一辈子都在英国的酒吧出没，也许我们都会没命——即使还活着也每天都醉醺醺的。这就是英国人热衷于殖民的理由——我们会在第一时间去到地球的最远端，只是为了逃避这些要命的食物。"

当然，他在开玩笑：我们不可能如此轻易地逃离祖先们传承给我们的饮食习惯。这种饮食喜好不但印刻在我们的身体里，也印刻在我们的精神世界里——就好像那段油炸香肠被深深地埋进黄油中一样。

第 7 章

根除疾病的诱因

让我们离开纳瓦霍人居住的土地，继续往南进入墨西哥，去探访一群生活在海岸线上的印第安人。虽然遗传背景不同，也没有血缘关系，但是美国纳瓦霍人和墨西哥塞里人（Seri）[①] 却面对一个共同的健康问题：成人起病型糖尿病。这是一种与遗传和饮食因素相关的疾病。在纳瓦霍人和塞里人中，糖尿病是排在前三位的致死原因，同时糖尿病也是其他印第安部落中常见的疾病。讽刺的是，仅仅半个世纪以前，糖尿病在这些人群中所造成的死亡人数还比不上被蛇咬伤而导致死亡的人数。要理解这种变化究竟是如何发生的，以及它对我们的实际意义，我们不但要听流行病学家的分析，更要听听当地人自己的说法。

在墨西哥科尔特斯（Cortés）海滩一个狭小而破旧的诊所里，一位印第安老人为我上了生动的一课——一节关于基因与饮食相互作用

[①] 塞里人是居住在墨西哥科尔特斯海（也称加利福尼亚湾）附近区域的印第安原住民，索诺拉沙漠是他们的主要居住地。塞里人历史上长期保持着狩猎与游牧传统。下文所说的蓬塔丘（Punta Chueca）和德塞姆波克（Desemboque）是最主要的塞里人聚集区。——译者注

的课。那显然是一间别致的教室——海岸线边的沙漠上长满了仙人掌，印第安人的村庄就建立在这片海岸线上。在政府搭建的一座座破败的房屋之间总是燃烧着小堆篝火，上面炙烤着村民们的食物。诊所既没有窗户也没有任何医疗设备——甚至在大多数时候连医生都没有，人们不得不在诊所外的花园里种上一些药用植物以备不时之需。正是在这间"教室"里，塞里印第安人布兰科（Alfredo López Blanco）迫使我这名受过专业训练的西方科学家对于饮食变化以及饮食与疾病的关系展开了新的思考。

我和我的妻子劳丽一起在塞里人家庭中开展糖尿病的筛查工作。尽管糖尿病在当地印第安人群中已呈泛滥之势，然而由于塞里人是墨西哥目前唯一依然延续着狩猎传统、尚未完成农业化的民族，我们希望情况能有所不同。在 650 名部落居民中，只有一小部分人曾经接受过非胰岛素依赖糖尿病筛查。这项小范围的调查数据显示只有 8% 的人存在持续血糖升高以及胰岛素敏感性降低的情况。

劳丽在一间专用的"办公室"里——至少是一间看起来还算干净的房间——对居民进行筛查，而我则在"休息室"里——一间拥塞着犬吠声和婴儿哭闹声的房间——与部落中的长者进行交谈，以了解他们的家族史。我希望搞清楚血统对塞里人糖尿病易感性的影响。我想要知道的是，那些拥有皮马或者帕帕戈祖先①的塞里人患糖尿病的比例是否会比血统纯粹的塞里人更高——皮马印第安人和帕帕戈印第安人是世界上糖尿病患病率最高的种族。

布兰科在筛查完毕后回到休息室。筛查发现他血液中的血糖水平

———————
① 印第安人是美洲原住民的统称，而皮马人和帕帕戈人都是印第安人的不同部落分支。作者这里的意思是指因为相互间通婚，一些塞里人的祖先中有皮马或者帕帕戈人，这些塞里人显然携带了皮马人和帕帕戈人的基因；而另一些塞里人则没有其他民族通婚的历史，因此他们所携带的基因完整体现了塞里人祖先的遗传信息。——译者注

非常高。自儿童时代起布兰科就是一名渔民，此后他也曾经作为水手为海军和生态学家领航。将近 70 岁的布兰科经常和年轻人一起回忆过去依靠海产品、狩猎获得的野味以及仙人掌果、豆荚等沙漠植物生存的历史。他敏锐地意识到这些食物对这个民族以及对其他印第安部落的重要意义。当他坐在我对面，我询问他家族中是否有来自其他部落的成员时，他说他的曾祖母来自帕帕戈-皮马部落。

"但是，*Hant Coáaxoj*"，他叫着我的塞里昵称——长角的蜥蜴，"我想问一下，这和糖尿病有什么关系？"

"我并不确切知道两者之间的关联，但是我问这个问题是有原因的。皮马人和帕帕戈人的糖尿病发病率比其他种族都更高，我想可能他们的血液中有什么东西在作祟。"我尝试着向他解释遗传易感性的概念，要知道在塞里人的本地语言中根本就没有"基因"这个概念，"如果一个人体内带有皮马人的血，那么也许他们就更容易患糖尿病。"

"*Hant Coáaxoj*，"他面无表情地说，"有时候我觉得你们科学家最好学点历史。如果糖尿病在他们的血液里——或者因为我曾祖母的关系也在我们的血液里——那么为什么他们的祖父辈没有患上糖尿病？为什么过去我认识的皮马人和帕帕戈人都是体型瘦削而健康的？他们的血没有变，但是他们吃的东西变了。他们不再吃大角羊、骡鹿、沙漠龟、仙人掌果和豆荚，宾堡面包、可口可乐、三明治，这些才是问题所在！"

塞里老人可谓切中要害！至少他所表达的正是此后若干年我和劳丽所努力希望去阐述的。就在那一年，他的姐姐刚死于由糖尿病引起的循环系统并发症。由于饮食习惯的改变，糖尿病在塞里人中的发病率显著升高。根据劳丽的筛查数据，超过 27% 的塞里成年人糖耐量水平降低。然而，即使在塞里人之间，糖尿病的发病率也存在着有趣的变化。由于地理位置差异，北部边远地区的塞里村庄德塞姆波克在饮食行为方面的西化程度相对较低，当地的糖尿病发病率显著低于布兰科所居住的蓬塔丘村。在最近的一次筛查中，德塞姆波克塞里人的糖尿病发病率是 20%——一个似乎并不低的比例，但是在同时进行的蓬塔丘村筛查中，当地的糖尿病患病率已经超过了 40%。

另一些公共卫生研究揭示了这种差异之间的潜在原因。相比德塞姆波克村，蓬塔丘村周围有很多快餐店和 24 小时便利店，约 15% 的蓬塔丘村民每天都要到邻近的墨西哥城镇去购买食物，但是他们很少从本地商店购买来自沙漠和海洋的当地食物。蓬塔丘村民每天都摄入很多脂肪，并且养成了酗酒与吸烟等恶习。

虽然关于这两个村庄的研究数据非常有限，但是拥有帕帕戈－皮马血统的塞里人并不比血统纯粹的塞里人更容易患糖尿病。然而，比较这两个村庄，有一个差别是显著的：蓬塔丘村那些拥有帕帕戈－皮马血统，同时饮食习惯充分西化的塞里人糖尿病患病率最高。在德塞姆波克村中，只要那些帕帕戈－皮马印第安人后裔能够遵循传统饮食习惯，糖尿病在这些人中似乎就是可控的，即使在配对比较的过程中，德塞姆波克村居民的体重要比蓬塔丘村居民更重一些这一趋势毋庸置疑。这种现象提示问题并不是出在他们摄入的食物总量，而源于塞里人到底吃什么——尤其是经常摄入的脂肪和碳水化合物种类。

这一关键性的区别居然没有被美国国家卫生研究院（NIH）在索诺拉沙漠地区开展的印第安糖尿病研究项目发现。这项计划在将近 40 年的时间里花费了数万亿美元用于研究皮马印第安人以及其他本地人群中糖尿病的流行病学和内在发病原因。该项目的所有研究者都没有意识到当地居民在食物选择上的差异，而是把精力集中在找到某种适合所有人的快速基因解决方案。多年后，《纽约客》（*New Yorker*）的专栏作家格拉德韦尔（Malcolm Gladwell）将之称为"皮马悖论"："总体而言，NIH 和皮马人的协作获得了丰硕的成果，然而其中却有一个致命的失误。在研究进行了整整 35 年以后，没有人找到任何合适的方法帮助皮马人减轻体重，也没有人能够控制当地的糖尿病流行趋势。研究人员动用了所有先进的科研手段，发表了成百上千篇论文来论述他们的研究进展，表达了他们坚定的决心——但事实是，皮马人却随着研究的进展变得越来越胖。"

NIH 的流行病学家充其量只是描述当代皮马人和其他印第安人比以往摄入了更多高脂食物，尤其是大量食用动物脂肪与单糖。NIH 忽视的是许多关于沙漠居民饮食习惯的研究成果——包括我自己和营养学家的合作成果。这些研究都从不同侧面阐述了传统饮食习惯如何保护他们的先人远离糖尿病以及其他一些相当困扰的健康问题——我们今天经常将它们称为 X 综合征（Syndrome X）。X 综合征并不是一种新的疾病，它甚至根本就不能算是一种疾病。X 综合征更应该被看作是一组身体状态的集合。如果这些问题聚集在一起，那么个体就可能更容易患上糖尿病、高血压以及心脏病等慢性疾病。X 综合征这一概念最早是由斯坦福大学的一个生化研究团队提出的，它是一组临床证候群，包括高血压、高甘油三酯、低 HDL（常被称为"好胆固醇"）水平以及肥胖。这些症状往往会同时出现在一个人身上，而携带这些证候群的人患糖尿病和心脏病的风险会大幅增高。毫无疑问，所有这些症状都受到饮食的影响。问题是，什么样的饮食才能够降低这些症状的出现频率呢？看起来 NIH 和斯坦福大学的专家们对这个问题的兴趣要比我低得多。

20 世纪 80 年代，我将收集到的各种沙漠传统食物送到亚利桑那大学韦伯（Chuck Weber）和贝里（Jim Berry）的食品与营养科学实验室进行成分分析。此外，我也同时把这些食物送给珍妮（Jennie Brand-Miller）的研究团队进行血糖影响分析。珍妮的团队在此之前已经对澳大利亚的传统食物进行过类似的研究。所谓的血糖影响分析，是指通过简单采集手指血来判断食用某种特殊的食物后对人体血糖和血液胰岛素水平所产生的影响。我们采取进食后每隔半小时连续测定的方法来检测血糖与胰岛素水平的变化。这项研究的目的是为了了解某种食物是否会在人体吸收后迅速升高血糖水平，从而导致胰腺应激，进而引起胰岛素分泌失衡。

珍妮不但是我的同事，也是我的好朋友。通过研究，珍妮的研究团队发现塞里人的传统沙漠食物——尤其是各种沙漠豆类、仙人掌和橡子等——在进食后吸收速度非常缓慢，血糖升高水平与胰岛素释放水平保持同步——这可以保持血液中血糖水平的稳定，不会对人体产生任何不良影响。珍妮将这些沙漠本地食物称为"缓释食物"（slow-release foods），以区别于薯条、蛋糕、冰淇淋、煎吐司这些能够迅速导致血糖升高的食物。一方面，这些现代食品的含糖量通常是沙漠本地食物的 2～4 倍；另一方面，韦伯和贝里还发现缓释食物中含有大量快餐食品中所没有的可溶性纤维、鞣酸以及成分复杂的碳水化合物。

珍妮在澳大利亚开展的研究结果也与此一致。珍妮曾经在澳大利亚对当地人传统的"丛林美食"和西式快餐进行了比较——取材于当地植物的"丛林美食"一直是澳大利亚原住民的主要食物，这一情况直到最近半个世纪才被改变——而在此之前，澳大利亚本地居民几乎从来不会患上糖尿病。情况与我们在北美的研究类似，一旦当地人开始改变饮食规则，放弃自己的传统食物，糖尿病的发病率便会立刻蹿升。

依稀记得那是 1985 年一个秋天的夜里，我和珍妮忙碌了一整天，分析比较澳大利亚人和美洲人所食用的沙漠传统食材。我们小口品尝着仙人掌制成的果汁，惬意地放松着自己的身心。然而，看起来她似乎在考虑一些问题。终于，她略带嘲讽地对我说出了自己的想法。

"加里，我在思考一个听起来可能有些奇怪的解释——关于为什么沙漠原住民更容易患上糖尿病，我并不相信 NIH 的解释。你是一个沙漠植物生态学家，或许在这方面你能给我点建议。我不知道自己是否能够确切表达这层意思，但是大致上是这样的：是不是存在这样的可能，有某种因素驱使这些沙漠植物适应了当地的干旱环境，而在此过程中，它们也拥有了控制那些食用他们的人血糖与胰岛素水平的能力？"

"你说什么？"我脱口而出，"请再说一遍！"

后来我就这个问题总结了一句关于科学的精辟定义："无比鲁莽的提问，却期待万分精妙的解答。"

珍妮笑了起来，意识到在轻松的小酌时分来探讨一个如此复杂的问题似乎不太合适。她顿了一顿，轻声说："我就是随便问问。我就是有点好奇，是不是世界各地在干旱环境中生存下来的沙漠植物都具有某种保护机制，可以……"

"噢，噢，我想我明白你的意思了。你所说的应该是某种类型的趋同进化，是吧？如果说散布于世界各地沙漠中的植物在适应干旱的时候都产生了某些化学物质，而这些化学物质早先能够保护食用他们的人远离糖尿病……"我逐渐理清了思路。也就是说，当这些人改变了饮食习惯，不再摄入这些沙漠植物所含有的化学物质，那么由遗传因素决定的糖尿病易感性就突然间被释放了。

尽管珍妮只是很随意地提出这个问题，然而我却无法随意地听这个问题。当晚、当周，甚至之后的很长一段时间我都在思考这个看起来欠考量的"鲁莽问题"。我的印第安朋友加布里埃尔和伊娃（Eva）——布兰科的姐姐——都死于糖尿病，但是他们一直存活在我的记忆里。每当外出考察沙漠植物的时候，我都咀嚼着珍妮的问题，并且将这一问题告诉那些对于沙漠植物适应干旱能力远比我更有了解的生理生态学家。他们提醒我，植物和动物有许多不同的方法来应对干旱环境——特殊的解剖结构、独特的生理代谢功能，以及特别的化学手段。他们认为，要在所有沙漠生物体内找到一种共有的保护性物质看起来是不可能的。

换句话说，在不同沙漠中生存的动植物都有各自不同的进化轨迹。对于这些生态学家来说，想象生长在美洲沙漠中的仙人掌与生长在大洋洲内陆的仙人掌含有同一种既能保护生活在美洲的皮马人、帕帕戈人、塞里人，又能保护生活在澳大利亚沙漠中的沃皮瑞人（Warlpiri）远离糖尿病的物质实在是太不可思议了。

尽管如此，珍妮的问题所依据的事实基础并没有改变，即在这些沙漠居民中，糖尿病的易感度和他们所食用的沙漠本地食物数量呈现明显的相关性。假如在超过 4 万年的时间里，人们一直依靠这些干旱环境中生长起来的植物与动物生存，难道他们的生理代谢方式不会在适应这些食物的过程中发生改变吗？进一步，在最近的 50 年里，这些传统食物在他们的饮食结构中所占比重迅速下降，他们难道不是因为失去了这种保护从而变得对糖尿病这类营养相关疾病特别敏感吗？接下来的问题是，是不是在干旱环境中生长的植物要比那些潮湿环境中生长的植物含有更多类似的保护性化学物质？

在生态生理学家莫尔斯（Suzanne Morse）的帮助下，我试图想象生活在缺水的沙漠环境中的植物到底是如何进化出合适的生理机制以适应当地恶劣生存环境的。那段时间，我在野外考察了许多不同植物，观察生长在沙漠中的豆类和仙人掌等植物是如何耐受干旱的。我很快发现，多刺的仙人掌中含有大量的黏性细胞外液[1]，这种黏液中包含许多可溶性纤维成分。仙人掌细胞可以通过光合作用获得并且储存水分，但是和细胞内液相比，这些细胞外黏液能够更好并且更持久地锁住水分。在极度干旱的环境中，仙人掌会终止细胞内的光合作用，关闭气孔，尽最大可能减小根系的吸收面积，最大限度地降低代谢水平，从而进入一种"休眠"状态等待雨水的降临。然而，如果干旱不是那么严重，仙人掌则会采取另一种策略——它会将细胞外黏液中含有的水分缓慢导入缺水的细胞中，这样既可以维持光合作用，也能够避免细胞因缺水而皱缩。

为了向我解释所谓"叶片电容"（leaf capacitance）的概念，莫尔斯为我展示了一组"缓释食物"——其实都是能缓慢释放水分的植物组织。在干旱环境中用于锁住水分的仙人掌黏液事实上也是可以延缓我们胃肠道中糖分吸收与消化物质的主要成分。对于易患糖尿病的本地人来说，仙人掌是所有植物中保护作用最强的食物。在吃了一顿包含大量甜食的饭以后，仙人掌可以很好地控制血糖水平。事实上，仙人掌也是最早被认为能够降低当地居民血糖和血胆固醇水平的本地食物之一。通过进一步研究，我和莫尔斯发现当地人经常食用的 22 种不同种类的仙人掌都能够发挥类似的作用，而这些仙人掌在每年的大多数时间里都是易于获得的。

很快，珍妮和斯温伯恩（Boyd Swinburn）——一位来自新西兰的内分泌学家——从悉尼为我带来了新发现。他们充分评估了传统饮食

---

[1] 生物体内的液体存在于细胞内或者细胞外，所有存在于细胞外的液体都被统称为细胞外液。人体的血液、组织液、淋巴液等都属于细胞外液。这里所说的浆液也是存在于仙人掌细胞外的液体。——译者注

中的"缓释食物"对消化吸收过程的影响。在他们的报告中提到这些缓释食物能够降低胃肠蠕动，而我由此联想到的是这些黏液和胶质如何在我们的肠道中形成一大团黏冻堵塞住我们的消化道。即使消化液将它们分解为易于吸收的单糖，这些单糖也必须排除千难万险才能抵达消化道周围的上皮细胞，并且在那里被吸收、转运，作为能量供给我们的细胞。

事实上，珍妮所寻求的答案就藏在仙人掌这种在美洲传统应用最广泛的植物里。仙人掌叶片与果实所含有的那种高保湿性黏液物质也正是它们成为"缓释食物"的原因所在——在差不多5年以后，我才惊讶地发现原来这个问题的答案就藏在问题提出那会儿我们正在享用的饮料里！问题在于，假如仙人掌是问题唯一的答案，它却并不是澳大利亚沙漠中的本地物种。于是，我开始着手探究其他沙漠植物是否也含有类似的锁水成分。

我很快发现，类似的情况并不只出现在仙人掌中。在美洲原住民和澳大利亚原住民所食用的传统沙漠食物中，许多都含有类似这种能够大量锁定水分、又能缓慢释放水分的物质，尽管它们并不是同一种物质，其化学成分和实现机制也不尽相同。这些居住在沙漠地区的美洲原住民在过去的1万年里早已与周边的大量沙漠植物形成了亲密联系——对澳大利亚原住民来说恐怕这一联系纽带要追溯到4万年前——我们想要进一步了解的是，在这长期的环境适应中，是否有某种代谢途径在这些沙漠居民体内发生了改变？有没有证据来证明这些代谢改变？

就塞里人而言，通过现有的遗传学研究，只是发现了一些可能起作用的多态性位点。与邻近的农业部落相比，塞里人在这些位点上的多态性改变有可能在他们适应沿海沙漠环境的过程中发挥重要作用。

该项研究指出，这些多态性位点的发现可能进一步说明在基因与环境之间所存在的交互作用。因为在以农业为主的美国和墨西哥原住民中都没有发现这些在塞里人中存在的多态性位点。

但是，我们依然需要证明这点，即携带这些多态性位点的民族以及长期的狩猎生活是否真的能够让他们对这些沙漠食物产生不同于其他人的反应？珍妮的研究团队开展的一项研究较好地回答了这个问题，她与她的后继研究者索伯恩（Anne Thorburn）是这样解释这一问题的：

"我们将通过后续研究来比较澳大利亚原住民与高加索人对于两种不同食物的反应差异。这两种食物是沙漠土生土长的番薯（*Ipmoea costata*）和西方快餐中经常食用的马铃薯（*Solanum tuberosum*）。澳大利亚原住民与高加索人在食用马铃薯后血糖水平都比食用本地番薯更高。但是，这种血糖的区别对澳大利亚人来说明显要比高加索人更大。澳大利亚原住民在食用这两种食物后血糖与胰岛素水平差异达到了大约 1/3 的程度。"

换句话说，在经历了 4 万年的遗传与代谢适应之后，本地食物能够非常好地保护澳大利亚原住民不产生异常的胰腺应激，而这是造成糖尿病的主要因素之一。而在殖民时代开始来到澳大利亚的高加索人则从未获得相似的生存经历，由此带来的保护作用便不够显著。

很多科学家在了解到其中的差异后自然回忆起被称为"节约基因"（thrifty gene）的假设。这一假设推测狩猎民族携带了一些"节约基因"，这些基因能够在食物供给不断变化的过程中——对于靠山吃山的狩猎民族来说，食物供应充分的季节与食物匮乏的季节总是交替存在——调节胰岛素分泌水平，以适应这种食物供给的变化。这一假设最早是由尼尔（James Neel）于 1962 年提出的。尼尔认为，狩猎民族可能存在着特殊的"节约基因"，在长期的进化中这些基因改变了狩猎民族的代谢水平，帮助他们在食物供给不规律的年代里存活下来。尼尔写道："人类历史的 99% 是由狩猎民族谱写的。在长期的生存斗争过程中，我们总是时而能获得丰富的食物，时而不得不忍受饥荒的威胁。"

尼尔强调，食物供给富足与缺乏的周期性循环是自然界的普遍规律，而人类进化过程显然格外偏好某种特殊的基因型。这种基因型的人可以在食物储备富足时获得额外的能量储备，并表现为体重的显著增加；而在饥荒和灾害中则能动员储备的能量，表现为体重的缓慢下降。尼尔所着眼的是食物的数量——即热量在不同时间之间的均匀分布——而不是食物的种类。根据他的观点，如果食物供给变得充分而连续，能量储备过程成为常态，那么这些人在进化过程中所获得的适应就将变成一种不适应——因为他们的基因型将导致体重的持续增加。

然而，NIH 早期开展的研究却无法验证尼尔的假设。NIH 针对这项假设设计的唯一一项实验是在皮马印第安女性中开展的。这项研究分析比较了两组皮马印第安女性的饮食状况：一组是遵循传统饮食规律的皮马印第安人，而另一组的生活方式则更为现代。研究发现，这两组女性在摄入总热量方面并没有显著区别，她们的热量摄入水平也和北美白种人大致处于同一区间。换句话说，尽管尼尔的假设看起来很有说服力，然而单纯依赖食物数量分析并不能解释皮马印第安女性在适应了现代生活方式后糖尿病发病率显著升高这一现象。

尽管如此，尼尔的假设还是在科学界中被广泛引用，尤其在糖尿病研究领域。同时，通过科普文章，数百万读者都在不同杂志和书籍中了解到尼尔的观点。更要紧的是，正是尼尔的理论驱动了 NIH 印第安糖尿病研究项目前 35 年时间里在凤凰城和亚利桑那所开展的研究。项目带头人和参与人员都相信他们能够在世界上首次发现所谓的"节约基因"。在投入了数万亿美元之后，人们才意识到这种埋头寻找某一个致病基因或者热量摄入区别差异的研究是多么盲目。这种简单而机械的认识让所有研究者都忽略了基因、饮食以及文化之间所存在的交互作用，而这本身可能既是糖尿病的触发因素，也可能成为预防糖尿病的有效手段。

距最初提出假设过去了 36 年，尼尔自己承认尽管并没有找到任何特定的"节约基因"，但是这一提法已经起到了应有的作用，因为在现代医学遗传学的发展过程中已充分认识到了这类问题的复杂性，使得"节约基因"这一提法看起来显得多余。同时，尼尔认为，2 型糖尿病是一种明确的多因素疾病，现代化所带来的社会经济改变与我们在历史进化中所携带的疾病易感性发生了冲突，从而增加了这种疾病的易感度。

尼尔从事生化研究的同事一针见血地指出，在任何民族中——包括狩猎民族——都不存在某个单独的"节约基因"与 2 型糖尿病易感性相关。马里兰大学医学院的遗传学家舒尔迪纳（Alan Shuldiner）评估了已知的一些可能增加糖尿病发病率的基因，他认为存在大量与糖尿病易感性相关的基因，而这些基因的特定组合可能决定了个体患上糖尿病的风险。

这些基因在糖尿病的易感性方面到底如何发挥作用也与尼尔以及他的拥趸们当时的想法大相径庭。当 NIH 试图阐明他们在皮马印第安人中发现的一个"节约基因"是否在胰岛素抵抗中——糖尿病发病的重要代谢机制之一——发挥作用时，研究人员最终却发现，这个基因从功能上来说并不能增加个体的体重，而是"维持"个体的体重。

乔斯林糖尿病研究中心（Joslin Diabetes Center）的分子生物学家怀特（Morris White）最近在《科学》杂志撰文说："我们曾经认为 2 型

糖尿病的主要发病机制是胰岛素受体缺陷，但是事实并不是这样。我们曾经以为胰岛素抵抗是核心问题，但是事实也不是这样。我们曾经以为肌肉与脂肪是受影响的主要组织，然而这依然不是事实。10 年前我们对糖尿病的所有细节认识今天看起来都是错误的。"

最终彻底否定节约基因假设的还是我的朋友珍妮。珍妮给予尼尔理论最沉重的打击在于她彻底动摇了节约基因假说的理论基础。尼尔认为食物供应的动态变化是狩猎民族的常态。狩猎民族经历食物匮乏和饥荒的时期要多于农耕民族，由此导致他们的身体需要储备额外的脂肪。在回顾了不同民族所经历的灾荒历史之后，珍妮的研究团队发现既往所提出的狩猎民族必然面对严重的灾荒威胁这一假说似乎并没有足够的依据。事实上，周期性的灾荒在近 1 万年里变得更为频繁，而绝大多数民族已经在这之前进入了农耕社会。珍妮尤其注意到生活在欧洲的高加索人，这一民族在历史上屡受饥荒威胁。依据尼尔的理论，他们应该更容易产生胰岛素抵抗，并易患糖尿病。然而，高加索人却是胰岛素抵抗频率最低的民族之一，同时也是现代社会中糖尿病发病率没有明显增加的民族之一。

珍妮和她的同事都认为，目前最大的挑战是去解释为什么欧洲人的糖尿病易感性如此之低。事实上，自 1950 年以来，世界上糖尿病发病率最低的民族几乎都聚居在欧洲。1993 年 5 月，我与珍妮在新南威尔士州的托温湾（Kims Toowoon Bay）组织了一次全球协作调查。来自 4 个国家的科学家参与了这项调查，其中包括了一些澳大利亚当地学者和美洲当地学者。在那次研究中我们一共总结出 4 种因素用以解释为什么欧裔后代相对不容易患上 X 综合征。我们发现，在以下 4 种环境下糖尿病的发病率会急剧上升。

首先，当一个种族完成农业革命，食用种植作物，他们之前所食用的大量野生植物就会从食谱中消失。由此，许多之前能够保护他们的化合物不再能够继续产生保护作用，从而使得糖耐量水平遭到破坏。对于那些在过去上千年里和某些具有强大抗氧化作用的特殊植物协同进化的人群来说，这种饮食习惯的改变具有尤为显著的不良影响。

其次，随着人工养殖与繁育技术的发展，传统食物中所蕴含的有益物质也在不经意间被进一步剔除。举例来说，现代豆类种植业所出产的豆类缺乏可溶性纤维，而食用种植谷类长大的牲畜则缺乏 ω-3 不饱和脂肪酸。

再者，17 世纪在欧洲爆发的工业革命改变了主食中碳水化合物的主要形态。高速研磨机能够彻底打断谷物中的纤维，使得谷物更容易被吸收，比如精粉。和直接食用谷类作物相比，这种经过精加工的食物会成倍增加血液中的血糖水平与胰岛素敏感度。

最后，在过去 50 年里，高度发达的食品工业为我们带来了一大堆快速食品：反式脂肪酸、不含纤维的淀粉以及各种含糖饮料。简单来说，快餐食品是真正的"快速"食品（fast-release foods）——让你的胰岛素和血糖快速释放。珍妮估计，典型的快餐食品所能升高的血糖与血清胰岛素水平是传统食物的 2～3 倍。快餐食品供应商越来越喜欢提供大块头的食物，加之久坐少动的生活习惯，现代人的健康状态要比既往任何时候都更差。

尽管全世界在过去的 25 年里都被席卷进快餐风潮里，然而对于欧洲人来说，其他几种影响因素却是在将近 1 000 年的时间里逐步发生的。换句话说，这段相对较长的时间给予欧洲人足够的缓冲，让他们的基因能够有相对充分的时间去适应这种环境的变化；然而对塞里人和瓦尔皮里人来说，所有变化都是在 50 年的时间里突然发生的，他们的基因还远远没有为这种突发的改变做好准备。食物改变所引起的进化适应通常不可能在两三代人中完成。

法、德等国家的农民与塞里猎人是问题的两个极端，而全世界大多数人其实都被夹在这两个极端情况之间。大多数传统饮食习惯都与生活在亚利桑那州沙漠地区的皮马印第安人与帕帕戈印第安人相似。在雨水充沛的年份，60% 的食物收割自本地的谷类作物，余下的食物来自野生植物以及狩猎活动。在干旱年份，帕帕戈人与皮马人会更依赖那些能够抵抗干旱的野生植物作为主要食物来源。

虽然每个民族的具体情况都有所不同——例如在海岸边生活的居民拥有丰富的鱼类资源，而在热带雨林生活的居民则能够获得大量根茎类食物——大多数发展中国家居民在晚近的时间里依然保持着健康的饮食习惯。他们摄入各种不同类型的食物，包括本地种植的食物和当地特有的野生植物。今天，全球化经济导致食物多样性迅速消减，在贸易中广泛流通的是固定的几种谷类主食以及畜类制品，这种变化使得全世界的人都变得对糖尿病更为易感。根据最近的估算，目前大约有 2 亿人正在遭受糖尿病以及其他一些与 X 综合征相关高危因素的侵害或者威胁。这一趋势并不是某个地区的特例，而是已经成为席卷全球的一种常态化病理现象。

无论"节约基因"是否存在，快餐化食品毫无疑问打乱了大多数人原本健康的碳水化合物代谢途径。当然，如果我们能够遵守先辈们的传统饮食习惯，这种被破坏的机制也可以很快被修复。这一现象是由新西兰内分泌学家斯温伯恩发现的。当时，他正因试图还原 19 世纪皮马人与帕帕戈人的饮食全貌而寻求我的帮助。斯温伯恩的目的是在热量、碳水化合物与脂肪组成相同的情况下，比较传统食物与快餐食物对于人体代谢是否会产生不同的影响。

斯温伯恩的研究对象包含 22 名皮马印第安人。当斯温伯恩为他们提供以快餐食品为主的日常饮食，他们的胰岛素代谢途径遭到了显著破坏，损害程度可以独立诱发糖尿病，不需要任何其他因素的介入。与此相对，同样是这批皮马印第安人，当饮食改为富含可溶性纤维素与天然植物的当地传统食谱后，他们的胰岛素敏感性和葡萄糖耐受性则得到了显著改善。根据这项研究结果，斯温伯恩和他的同事总结认为，西化生活习惯造成的糖尿病发病率上升看起来并不是由于吃得太多所造成的，相反，食物组成方式的改变可能在其中发挥了更为重要的作用。

为了证实斯温伯恩的理论，我在犹他州圣约翰大学（St. John's University）外的国家健康研究所（National Institute for Fitness）开展了一项后续研究。我一共邀请了 8 位患有糖尿病的印第安朋友参与这项研究，其中包括皮马人、帕帕戈人、霍皮人和南部派尤特人（Paiute）。该研究的周期为 10 天。在这 10 天内，我把他们聚集在一起，只为他们提供"缓释食物"，并且坚持每天进行户外锻炼。仅仅 10 天，这些糖尿病患者的体重就明显减轻，血糖水平也显著下降。这种变化的发生是如此突然而剧烈，使得一些参与者不得不就减少降糖药的使用剂量和频率而征询医生的意见——在此之前，他们已经使用这些药物很长时间。

另一项关于饮食习惯改变能够在短期内戏剧化地改善健康状态的研究来自奥戴（Kieran O'Dea）。奥戴描述了一个月的原始游牧和狩猎生活是如何显著减轻一批澳大利亚原住民的糖尿病病情的。尽管研究人员"偷偷地"为他们提供了几头可供"狩猎"的牛，然而在这一过程中，他们的主要食物依然来自各种灌木——那也是他们的祖先所熟悉的食物。为了能够成功获得猎物并且找到更多可食用的植物，这些原住民不得不频繁地搬家和运动，由此他们的体重也都显著下降了。

在三大营养物质的摄入组成中，蛋白质占 54%，植物来源的碳水化合物占 20%，另 26% 来自脂肪。这一营养物质的摄入比例构成能够明显降低血糖水平，并且提高胰岛素敏感性。尽管有些批评意见认为胰岛素敏感性、血糖水平和胆固醇水平的改善主要来自体重下降而不是食物组成方式的改变，但是另一些意见也指出，至少这样的食物组成方式没有加重病情，不然上述指标也不会获得明显改善。虽然这一营养组成比例不可能对所有民族的人群都是最优的，但至少它们能够显著改善参与项目研究的澳大利亚沙漠居民的健康状况。

受到奥戴研究成果的鼓舞，我在 1999 年春季筹划了一场特殊的"远足活动"。我邀请了超过 20 名患有糖尿病的塞里人、帕帕戈人和皮马人参与这次活动。在这趟为期 20 天的"朝圣之旅"中，我们一共在索诺拉沙漠中跋涉了 220 英里，食物完全来自沙漠的原生植物。尽管我们并没有每天检测血糖与胰岛素水平来评判健康状态，但是大家都有明显的感觉：所有参与者都觉得这些原生植物很健康，吃起来很满足，并且这些食物所提供的能量足够维持我们的长途跋涉需要。这些食物可以支持我们每天在荒蛮之地中穿行 10 小时，我们每天还能载歌载舞地快活 1～2 小时。我们意识到这些"缓释食物"能够为我们提供持久的能量供给。同时，这趟朝圣般的旅程也让我们得以重新审视自己陌生的家园以及满目疮痍的故土——原来传统饮食习惯的破坏令我们的机体如此不适。

在这趟旅程中，除了对食物与健康的思考，还激起了参与者们另一些原本潜藏在心灵深处的情感。塞里人、帕帕戈人和皮马人频繁地表达了对于传统文化的骄傲。那种精神的寄托、身份的认同感以及对于民族传统的好奇心都在不知不觉中被重新发掘。向传统饮食的回归并不是怀旧者的小资情调。对于大多数人来说，这种回归能够鼓励他们从现代与传统的交融中找到平衡点，让身体处于更为健康的状态，获得一种难以形容的安逸感和满足感。并不是某个基因——比如所谓的"节约基因"——在驱动我们食用那些传统的"缓释食物"，相反，我们渴求的是个体的健康、社会群体的健康乃至整个地球的健康。

诚然，基因的作用不容小觑，但是多样化的食物和持之以恒的锻炼同样发挥着重要作用。当我们的传统文化将基因、饮食和运动这三者强有力地整合在一起，我们的身体健康就能得到更大程度的保证，这也就是我们的文化会被传承下来的原因。和我一起穿越沙漠的那些原住民开始在日常生活中增加传统"缓释食物"的摄入量，并且带着坚定的信念试图让更多人回归传统饮食。他们不但将这些食物带到乡村派对上，同时也将它们带到葬礼上，哀悼那些死于糖尿病的亲人、邻居和朋友——如果他们能早一点改变自己的饮食与生活习惯，也许结局就会有所不同。传统饮食不但是当地人对自己民族文化的认同与自豪，同时也能够为身体健康带来切实的好处。当越来越多的人意识到这一点，我想这些美国原住民最终会珍惜这些造物主恩赐给他们的珍贵礼物。

第 8 章

重建人类与故土的健康纽带
——夏威夷人如何实现自我救赎

在冒险旅程的最后一段我们将登上夏威夷群岛。在那里，很多先前旅途中的思绪缠绕在一起，提醒我们并不是在简单地讨论基因或者基因型，而是在探讨生命——那些与众不同而充满活力的生命体，以及蕴藏着丰富多样性的社会文化与选择——选择去努力拯救他们，还是袖手旁观任凭他们消逝在命运的车轮下。在夏威夷怀厄奈（Waianae）地区长期工作的新谷博士（Dr. Terry Shintani）发现在这里经历的事情与世界上其他很多地方正在发生的事情非常相似，"夏威夷当地人的健康问题反映了人们遗弃祖先遗留下来的日常饮食规范与生活习惯后所发生的普遍情况。"

看透这些事情的深意，直面这些复杂的问题将迫使我们对自己的生活做出选择。我们每个人最终都必须学会为自己和自己所爱的人做出艰难的选择，为了我们共同的利益。在一段时间的焦虑或痛苦之后，在我们面前总会出现截然不同的选项，而我们又总是无法预见不同选择所可能带来的最终后果。

今天，医生经常将某种疾病归因于基因突变。然而，这既可能是因为基因突变影响了营养素的摄入，也可能是因为营养摄入的改变重塑了我们的基因。这种可能性发生在我们每一个人身上，不单单是夏威夷原住民，也可能是德系犹太人（Ashkenazi Jew）、门诺派教徒（Mennonites）、祖尼人（Zunis）、塞内加尔人（Senegalese）或者蒙古人。种族人口基数越小，种族中近亲通婚的历史越长，其面临某种"出生缺陷"的概率就越高。医生通常会对如何避免或者治疗这些"出生缺陷"提出一些遗传咨询意见。当有人告诉我们可以采取某些医学措施时，我们会感到些许安慰；然而当我们最终必须面对某种疾病诊断时又总会感到焦虑。医生或者临床遗传专家也许会建议我们日复一日地服用某种昂贵的药物来维持我们的余生，或者改变我们的日常饮食习惯和运动规律，抑或提出基因治疗的建议。

得益于近年来遗传研究技术手段的突破，基因治疗研究项目正在以几何级数增长。无论采用何种衡量标准，自 1958 年沃森（James Watson）和克里克（Francis Crick）解密 DNA 双螺旋结构之后所积累的人类基因组学信息都是无比杰出的科学发现。至 2000 年，超过 97% 的人类基因组已经被成功解码，超过 25 亿个 DNA 碱基序列被完整绘制。医生既往所诊断的许多"异常"直至今天才能从基因的根源上被真正理解。

基因信息的爆炸式积累以及遗传筛查与诊断技术所提供的丰富细节使一些患者充满希望，希望通过遗传技术来解决他们所面临的所有疾病治疗问题，就仿佛遗传筛查能找到他们的基因缺陷那么简单。临床遗传专家可能会为你描述如下事实：

"你的 2 号染色体携带了一个罕见的 P 等位基因，这导致你无法合成足量的某种脂肪代谢酶。最新的证据表明，大约 5 000 到 1 万年前有一批人开始从亚洲中部向非洲东北部迁徙，这个人群的后代中该等位基因的频率比其他人群更高。在有这种遗传背景的人群中，这个异常 P 等位基因的携带频率大约是 1/4，因此人群中存在大量的男性纯合子。虽然携带这个基因不是致命的，但这种酶缺陷使得脂肪更容易在你身体里沉积并且在你的血管壁上形成斑块①。换句话说，这是一种心脏病的潜在危险因素，是你这个年龄段人群的头号杀手。如果不加干预，大约有 50% 患者的预期寿命会因为心血管疾病因素而显著缩短。"

你显得口干舌燥，转头看看你的家人，发现他们的眼眶里泛起了泪花。你轻轻握住妻子的手，问医生该怎么办。

"当然，我们有很多办法。你可以服用一种降低胆固醇的药物——当然，价格不菲——你的余生中都不可能再离开它了。"医生非常冷静地回答，然而同时也不忘给这个终审判决加上一点笑料，"当然，那就是为什么你们结婚时要宣誓无论疾病还是健康，无论在药房买药还是在健身房减肥，你们都将彼此不离不弃，至死不渝。"

"所以她不得不一辈子和一个超重的丈夫在一起？不得不一辈子和一个药罐子在一起？"你说，"也许离婚才是更好的选择？那至少可以避免我的基因继续在人群中被遗传下去。"

"噢，没那么严重，放松点。好吧，我会为你提供一份严格的饮食和运动计划，但我没法保证你能照我说的做，因为这需要你的自我约束。所以，我建议你考虑是不是尝试一下新的基因疗法。"

然后医生开始为你介绍基因疗法的大致情况：将一种携带基因的

---

① plaque，具体是指粥样斑块。粥样斑块是指沉积在血管壁上的一种斑块状物质，其成因复杂，脂质成分在斑块沉积中起到重要作用。由此引起的结果也被称为动脉粥样硬化。动脉粥样硬化是目前已知导致包括冠心病在内的心脑血管疾病的首要危险因素。——译者注

病毒注射到你的身体里，从而使得这种原本缺乏的酶获得几何级数的增长。他将这一过程称为"基因修复"。"想象一下，好比一艘下潜在水底的潜水艇发生故障。我们释放一个应急设备去修复潜水艇的压力仓，这样它就可以再次上浮。"

"一种病毒？你要往我的身体里注射一种病毒？"

"不，不，至少不是现在。不用担心，它并不是流感那样的病毒。不管怎样，这项技术要获得临床商用许可可能还需要好多年，而且价格也可能很昂贵。所以我建议你先省着点钱，吃吃药，锻炼锻炼，等待基因治疗成真的那天。基因治疗还是非常有希望成为药物治疗和营养治疗之外的第三种有效治疗方法，或许就在不远的将来。"

毫无疑问，这一新兴的生物技术——被统称为功能基因组学和营养基因组学——一定可以在将来令许多人受益。然而，这一技术同时也会带来不可预测的健康问题，并且面临伦理学困境。简单来说，功能基因组学的研究成果不可能令所有人受益，或者说那些可能从中受益的人或许无法享受功能基因组学的有益成果。一方面，依然残留在社会中的种族主义思潮可能使得医生不能为那些少数族裔人群提供合适的治疗，或者无法正确表述基因治疗可能带来的潜在风险与获益。另一方面，一些可能从中获益的人或许从未听说过这项新技术——尤其是那些生活在发展中国家的人，或者生活在发达国家边远贫困地区的居民，比如居住在美国南部的佃农——这些可能最需要功能基因组学拯救的人也可能同时是距离前沿医学最远的人。语言障碍和其他严重健康问题也是阻碍功能基因组学在这些人群中应用的重要因素。假设你的亲戚生活在尼罗河畔，他们说着当地语言，多年来陪伴在他们身边的永远是血吸虫和艾滋病，你觉得他们能有多关注心血管疾病？即使在未来的 10 年或者 20 年内基因筛查能够覆盖到当地人群，你觉得他们有多少可能能够负担得起交通费与筛查费？更别说基因治疗了！

互联网为现代社会划出了一道"数字鸿沟"——那些可以快速接入互联网的人和那些无法接入互联网的人在生活与知识的各个层面都被清晰地划分开来。相比这条"数字鸿沟"，"基因组鸿沟"恐怕要更难逾越。

即使基因筛查突然之间对所有人成为可能——就像大部分非洲裔美国人在 20 世纪 70 年代早期就接受了镰状细胞贫血筛查——合理而道德地利用这些筛查获得的信息恐怕也只是一件流于理想的事情。回顾大约 25 年前开展的镰状细胞贫血筛查项目，我们很容易发现无论从政治、社会还是经济角度来看，这项筛查的开展都不是中立的，其出发点也并不都是善意的。

霍华德大学（Howard University）医学遗传学分部主管、美国国家科学院院士默里（Dr. Robert Murray Jr.）曾回忆起关于政府和公司滥用镰状细胞贫血携带者基因信息的情况：

"在很多情况下，从'筛查'项目中获得的信息并没有被用来造福那些接受筛查的人；相反，受试者可能从中受损。许多人因为携带者信息而被挡在很多职业岗位之外，而那往往是一些受试者原本非常希望从事的职业。军队拒绝接受携带镰状细胞贫血基因的人成为伞兵、潜水员、水下爆破、潜艇兵等兵种……类似的问题在民用部门也同样存在，例如，在一份报告暗示镰状细胞贫血携带者的预期寿命可能比其他人群短 5% 之后，保险公司提高了这一人群的保费。一项调查发现 27 家公司采取了这种完全不公平、不公正的措施。关于镰状细胞贫血的公众报道也是导致雇佣歧视的重要原因之一。"

人类营养学家杰克逊也注意到这种歧视的普遍存在。事实上，遗传信息对于疾病和寿命的预测通常是没有充分依据并且不确切的，但是这些针对遗传信息的歧视却丝毫不顾及这一事实。

"基因和疾病之间的关系并不是线性的。'携带某个基因就会患某种疾病'只是少数情况。基因与疾病之间的关联往往要巧妙而精细得多。这其中既有基因和环境的相互作用，也有基因和基因的相互作用。在我们粗鲁地决定谁是正常人（或者说健康人）之前，所有这些问题都应该被系统细致地加以考虑。"

幸运的是，那些被"遗传学鸿沟"划分在另一侧的人们并不会等着流行病学家去裁定基因是否"正常"或"健康"。作为替代，他们把命运掌握在自己的手中——通过他们的传统食物。他们也许从没有期待过基因治疗这样的所谓救世主来拯救他们，他们只是用自己的生活来抒写基因与生命健康的联系，用他们古老的传统饮食与历久弥新的文化传承。在美国、澳大利亚和其他欧洲大陆或者岛屿上最贫困的人群中我们更容易观察到这些现象。然而，尽管被割裂在现代遗传学研究的另一侧，贫穷并没能阻止他们找到适合自身基因的合理饮食习惯。想要理解为什么基因无法决定你的命运，基因对营养代谢的影响为什么无法决定你的未来健康，我们只需要登上夏威夷群岛。在那里，我们将看到本地化饮食方案如何重塑当地人的健康状态，这也同时为我们提供了一个关于饮食多样化新兴理论的最佳例证。

假如你游览瓦胡岛（Oahu）的怀厄奈海岸，试图沿着海岸线寻找一些有益健康的食物，那么你注定会失望。沿着海岸边缘的法林顿公路（Farrington Highway）行驶，你会发现这里简直就是快餐食品的聚集地——肯德基、汉堡王、麦当劳、棒约翰和必胜客——仿佛就是一条用脂肪建造的公路！那里有一些地下小商店和汽车旅店——大多数是菲律宾人开的——主要售卖烟熏烤鸡。此外，你还可以买到 *pasteles*、*grandules* 以及一种被称为 *malassadas* 的油炸食品，其实这就是美式甜甜圈的当地品种。初看起来，这些高脂食物并不是怀厄奈海岸的固有特色，它们显然是从其他区域被引入当地的——怀厄奈海岸现在俨然成了一个民族大熔炉，波利尼西亚人、亚洲人、非洲人、欧洲人和拉美人都在海岸边聚居。脂肪缓慢而无情地在当地人的身体里、动脉里、静脉里堆积起来。这些外来脂肪正在侵蚀怀厄奈海岸线，营养失衡带来的健康问题已经成为这片旅游天堂的痼疾。

把我带到怀厄奈海岸的朋友，也就是上文提到过的新谷博士总结道："具有讽刺意义的是，从数据上看夏威夷是美国最健康的一个州，但实际上夏威夷当地人的健康状况一直以来却是最糟糕的……相较于美国人的平均患病水平而言，夏威夷原住民具有 2.5 倍的心脏病发病率、2 倍的癌症发病率、2.5 倍的卒中发病率、7 倍的糖尿病发病率和 4 倍的传染病死亡率！"

到 2000 年为止，每 5 个夏威夷人中就有 1 个患有糖尿病，其中一半被他们的内科医生贴上了肥胖的标签。更糟糕的是，在夏威夷当地人中由糖尿病引起的死亡人数要比美国一般人群高 6 倍。

夏威夷当地著名音乐家 Iz 也许是这一问题的代表。Iz 拥有非凡的天赋、庞大的身躯，以及更易患糖尿病和心脏病的体质。在三十几岁的时候，Iz 不仅是当地有名的音乐家，同时也享誉世界。人们现在只能无限感慨地假设如果在体重达到 757 磅之前他能获得足够的营养建议也许一切都会有所不同。他的艺术贡献在 38 岁时因为糖尿病和其他疾病的打击戛然而止。当人们用起重机把他庞大的身躯放置在国会大厦的观光区时，4 万多夏威夷人前来向他表示敬仰和哀悼，并为失去了这样一位嗓音如天籁一般，但却因为从未学会根据自己的基因型选择正确食物而死亡的兄弟而悲伤。

幸运的是，怀厄奈海岸最近有幸拥有了"新的"食物选择。这些新的选项赋予了这片充满绝望的土地以希望和健康。其中之一是怀厄奈海岸综合健康中心（Waianae Coast Comprehensive Health Center）所属的健康餐厅，餐厅坐落在夏威夷当地的治疗中心。另一个——恰好在怀厄奈的中心位置——则是一间小巧精致的咖啡馆，该咖啡馆由非营利组织 Mala'Ai' Opio 负责日常运营，该组织在附近还拥有一片占地 5 英亩的农场。

为了更好地了解这些工作如何将夏威夷人从历经几十年的噩梦中解脱出来，我们不得不追寻历史的脚步，去看一看在 20 世纪 70 年代发生在夏威夷的文艺复兴运动。

在那个动乱的年代，怀厄奈海岸一片萧条，经济状况比今天更为糟糕。制糖工厂纷纷关闭，到附近的军事基地打工几乎成为当地人养活自己的唯一出路。可是，那些军事基地在另一方面却引发了当地民众的苦难，因为他们汲取并转移了高山上的泉水，使得夏威夷当地芋头田里流淌了一个世纪的泉水断流。反战情绪以及对国家经济繁荣承诺的失望都加剧了夏威夷当地局势的动荡。

更糟的是，夏威夷本地人几乎灭绝。在 1782 年库克船长[①]上岸之前，鼎盛时期夏威夷全岛共有 40 万～80 万人口。而到了 20 世纪 70 年代，大约只有 2 000 名血统纯正的夏威夷人还在当地生活。纯种夏威夷人 *piha kanaki maoli* 感觉往昔熟悉的世界已经不复存在。即使最大

---

① 库克（James Cook），英国著名探险家，是首批踏上澳大利亚东海岸和夏威夷群岛的欧洲人。——译者注

的混血原住民后代 *hapa kanaka maoli* 也在过去的 70 年里遭受了巨大挫折——在岛上的任何地方，他们的语言都被学校与报纸禁用，他们的传统药物不被法律认可，他们的传统食品作坊被逐步取缔。

土地沦陷、语言丧失、文化遗散，而体重却增加了。这些趋势看起来无法阻挡，直到埃里克（Eric Enos）和夏威夷文艺复兴运动的同伴们重新启迪了当地人的创造力，将水源引回农田，让那些本地农作物焕发新生。1979 年，埃里克和他的朋友们在 Ka'ala 农场开设了文化学习中心。文化学习中心坐落在瓦胡岛母亲火山的山脚下，正对怀厄奈海岸，是一个舒适而温暖的地方。文化学习中心的建立使得夏威夷传统价值和文化宛然新生，其中就包括对于 *io'i kalo*——一种古老的块根作物，也被称作芋头——种植技术的传承。

埃里克的儿子所罗门（Solomon Enos）是第二代文艺复兴领袖，曾一度试图向我讲解整个种植业重建的过程与经历。他向后抚平又黑又长的头发，大笑着，好像我们正站在一大片芋头丛中一般。

"夏威夷大学的一些社会活动家为我们带来了管道和其他必要的设备。在他们的帮助下，我父亲改造了政府以前建立的水利设施，将山泉水重新引入山脚下杂草丛生的芋头田地里。那里的孩子们都去帮他清理场地，重新种上种子，而那里正好是瓦胡岛的'碗'——母亲山的火山口。"

所罗门说，在这个"碗"的旁边有大约 200 亩土地，那里曾经种满了芋头，那些芋头通常被捣烂成芋泥食用。这些略呈紫色、富有营养的食物不但是瓦胡岛夏威夷原住民的主食，也是所有波利尼西亚人的主食。

我和所罗门交谈的地方离 Ka'ala 农场不足 20 英里，我们在另外一个夏威夷文艺复兴时期建立起来的农场里寻找蔬菜和块根植物。所罗门向我展示了农场里形形色色的不同芋头，并且表示他的生命之根正和这些植物的根系紧密缠绕在一起。

"我生在芋头地，长在芋头田，就像我父亲在青年时代满怀焦虑地开垦这片土地，并且重新恢复先辈的历史传承一般。在我们的方言中，把小芋头称为 keikei，它们往往是芋头上侧生的芋头子。我们把这些芋头子掰下来，把它们叫作 'ohā。'ohā 正是我们语言中家庭和亲戚这一名词的词根 'ohana。"

我能够想象正是这片芋头田开启了夏威夷当地居民的寻根之旅。在沦为殖民地之前，超过 25 万夏威夷人在当地耕种大约 5 万～6 万英亩芋头地，这是当地居民的主要食物来源。全世界范围内，今天可能依然有 1 亿人口依靠芋头等块根类作物作为他们的主要营养来源。然而到了 1900 年，芋头田的数量在整个夏威夷群岛下降到不足 2 万英亩。1980 年，岛上只剩下 500 英亩的规模化栽培土地。文化生态学者格里尔（Nan Greer）指出，芋头田数量的下降同时导致了当地一种特有水鸟数量的锐减，这种水鸟此前一直栖息在芋头田里。随着传统湿地生境的恢复，这些一度濒临灭绝的鸟类数量也正在逐步恢复。换句话说，重建芋头田不但能给夏威夷人带来好处，也同时有利于当地的野生动物生存。

当埃里克和他的追随者们开始恢复芋头种植，他们似乎品尝到了一种从未感受过的美味。近年的一些研究证实这种对芋头的喜好不但是他们的直觉，也有内在的科学依据。芋头富含钙、钾、铁、磷等矿物质以及核黄素、烟酰胺等多种 B 族维生素。同时，芋头也含有丰富的维生素 A 和维生素 C。此外，芋头还是一种不易引起过敏反应的农作物。在另一方面，芋头不含脂肪和胆固醇，却含有大量可溶性纤维，这是一种典型的"慢食"，如同我们之前曾经介绍过的那些来自澳大利亚和美国沙漠的传统食物一样能够延缓食物吸收并且保持血糖与血脂水平相对稳定。因此，埃里克与他的朋友们可谓找到了重建夏威夷当地文化的精髓。

1982 年，也就是在 Ka'ala 农场建成后 3 年，怀厄奈海岸综合健康中心也在当地落成。很快，它成了为夏威夷当地人提供健康服务的最大的医学中心。中心现任主任贝蒂尼（Richard Bettini）回忆道："中心创始人希望为当地的低收入群体提供最好的现代医学服务。然而，大约 13 年前，我们发现在提供医疗服务之外，我们还必须把夏威夷当地的传统文化观念、信仰与人们的社会实践整合到健康事业中去。我们意识到如果不这样做，夏威夷传统文化就面临着毁灭的威胁，而我们认为这些传统的保护有利于提升当地人的健康状态。"

1987 年，中心成员听说普韦（Na Puuwai）及其所领导小组开展的工作已经在夏威夷群岛的另一个岛屿——莫洛凯（Molokai）上取得了成功。他们通过提供传统莫洛凯岛食谱降低了当地人血清胆固醇水平以及心脏病的发病率。中心从莫洛凯请来了一名曾参与普威夷小组工作的当地妇女奥康纳（Helen Kanawaliwali O'Connor）来帮助他们开展进一步的工作。

奥康纳的祖先是纯种的夏威夷原住民，并且是当地的传统医生。在奥康纳的整个童年，她从未去过现代医院，也没有寻求过任何西医的诊断或治疗。奥康纳在怀厄奈海岸的朋友称赞她是在夏威夷传统医学和现代西方医学间架起桥梁的人。她最大的特点在于：倾听。奥康纳具有倾听的天赋，并且能够深入地倾听。

"奥康纳是那种我们所说的擅长和患者'讲故事'的人，"贝蒂尼说，"因为有奥康纳这样的倾听者，那些来中心就诊的患者才会觉得我们确实找到了他们的问题所在。"

新谷博士与奥康纳大约在同一时期来到中心工作。他是我所遇到过的最才华横溢，同时也最富同情心的健康专家。尽管新谷拥有日本血统，但他自幼在怀厄奈海岸的夏威夷当地家庭中成长。新谷拥有夏威夷大学的医学和法学学位，同时他还是哈佛大学的营养学硕士。然而，新谷最为人所熟知的成就是在医疗保健日常实践中打破了对于基因和饮食的孤立认识，促进了基因和饮食文化的（再）整合。在奥康纳的帮助下，新谷以夏威夷传统食物为范本制作的食谱不但能降低胆固醇水平和心脏病的发病率，同时也能够解决糖尿病对当地人的困扰。

新谷相对矮小的身材在夏威夷人中并不突出。然而，他却是那种在任何聚会中都容易引人关注的类型。迷人的微笑、机智的言谈和广泛的兴趣常常令他所处的房间蓬荜生辉。新谷的养母阿吉阿姨（Auntie Aggie）与弟弟卡纳海莱（Kamaki Kanahele）都是当地的传统医生。新谷花了很多时间向他们学习那些在夏威夷原住民中口口相传的治疗经验。

"这些食谱并不是我在哈佛学到的，"有一次他跟我说，"那是夏威夷人和他们的祖先早已熟识了好几千年的东西。他们知道那些没有超自然力量（mana）的食物——或者更确切地说，没有生命力的食物——是无法维持人体健康的。"

他停顿了一会儿，凝视着我的眼睛，其认真的神情是在表明他并没有美化或者粉饰夏威夷的传统文化。相反，他对这些古老的传承表达了深深的敬意，这是总结了数千年的经验与实践所获得的关于疾病与治疗的一般原则。

"在传统医学中，"他说，"一致公认的严重疾病，并且是每个人都应该想办法去避免的疾病只有一种，那就是狂妄自大。那些企图肆意践踏自然规则，并且以为自己能够超脱自然规律之外的人便是典型的

'狂妄症'患者。"

所以在 1989 年前后，奥康纳和卡纳海莱等人开始帮助新谷一同在当地建立一种日常饮食规范。这一饮食规范并不单纯强调食用芋头，而是融入了夏威夷人都理解的自然法则——可以帮助他们慢慢恢复健康的自然法则。按照新谷的说法，如果问题根源在于营养，那么药物和治疗都不会是最终的答案。问题的解决之道依然要归因于营养，也就是人们的日常饮食。在夏威夷人食用那些传统食物的年代里，他们并没有染上这些现代病。所以新谷深入到夏威夷当地人的生活中，以进一步了解关于芋头和其他传统食物的知识。

许多夏威夷当地人认为对健康有益的食物都富含"缓释"的碳水化合物。这些碳水化合物被消化吸收的速度较慢，新谷将这种碳水化合物统称为"好碳水化合物"。然而，这一观点与营养学界流行的一种论调相反。阿特金斯博士（Dr. Atkins）和其他一些著名的营养学家都认为，对于任何易感糖尿病的体重超重人群，植物性碳水化合物含量低且富含优质蛋白质和脂肪——来自放养的牲畜或者野生环境的动物——的饮食都是最佳的营养解决方案。在新谷的工作之前，几乎没有人质疑这一被广泛接受的观点。然而，新谷在实践中确实发现富含"好碳水化合物"并且动物脂肪含量很低的饮食组合在夏威夷患者群体中发挥了正面作用。

"我们的夏威夷饮食方案™（Hawaii Diet™）是在传统日常饮食基础上建立起来的，"新谷告诉我说，"我们认为个体可以适应多种不同的饮食规范。然而，只要把饮食结构调整到个体进化过程中所依存的传统饮食规范里，许多营养相关问题就能得到解决，这就是我们处理问题的基本原则。"

新谷意识到他们所提出的理论同样可以应用到其他种族与人群中

去，然而他和他的团队一直将精力集中在为夏威夷当地人提供有益的传统食物上。一方面，新谷承认当今社会饮食习惯的飞速改变早已使大多数人的饮食行为和他们的基因脱节；另一方面，在新谷的早期论著中依然反复强调夏威夷原住民特殊营养需求背后的独特自然环境特征——植根于岛屿生物学背景。在一个岛屿上，当地人对于本地食物的适应具有巨大的健康意义，这种适应带来的好处可能与食物和营养结构组成一样重要……不同遗传背景的个体食用相同的食物，其机体的血糖、血胆固醇等血液生化水平都会呈现显著差异，机体对于这些食物的过敏反应以及体重增加程度也会截然不同。

新谷以芋头为基础的饮食在糖尿病的预防与控制方面取得了显著成效。与此同时，新谷的同事贝克曼（Sheila Beckman）正在致力于一项关于怀厄奈饮食对健康影响的更精确研究——怀厄奈饮食可以被看作是夏威夷饮食的前身。根据贝克曼的食谱，研究人员每天为受试者提供 1 569 卡路里热量，78% 的能量以碳水化合物形式存在，15% 是蛋白质，还有 7% 是脂肪。食谱中不但包含芋头，还有甜土豆、蕨类、海藻、本地水果、鱼和家禽。贝克曼的实验总共入组了 20 名受试者，为期 21 天。她将这份由夏威夷传统食物构成的食谱提供给项目受试者，为他们规定总量。受试者在 21 天时间里可以自由选择如何分配这些食物。

贝克曼曾这样对我回忆当时的想法："尽管我们都知道运动是非常重要的健康元素，然而在 1991 年的研究中并没有纳入运动因素的影响，我们当时只是考察了饮食因素。在项目中我们入组了一些生活在山谷中的夏威夷人。早先他们也希望可以参与其他研究项目，但是巨大的体重限制了他们的活动能力，无法满足项目的要求。在我们的研究中，这部分人的体重降低得最多——当然，我想主要原因是因为他们实在太重了。此后，我们开展的后续研究也引入了运动因素，这部分人同样参与了后续的项目研究。"

第一批项目参与者中包含了一群杰出的夏威夷社区领袖。一方面，新谷赞同贝克曼的意见，即相应的实验需要严格的设计以确保获得可信的结果；另一方面，新谷在当时就已经产生了更为进步的念头。他意识到，类似的实验不但可以阐明科学问题，它们还可能激起深层次的文化认同感，从而鼓舞当地整个人群。

"早在 20 世纪 70 年代，在作为一个社会活动家组织许多活动的过程中，我就洞悉了一个关键性的问题，"新谷这样对我说，"你应该和那些受人敬仰的领袖人物展开协作，把他们拉到活动中来。甚至在我们开展的第一项研究中，我就邀请了 4 个村庄的村长来参与我们的饮食规划。我们和他们在早餐前的晨祷和颂歌中相会，然后一起享用早餐。他们可以带走所有他们想要的夏威夷食物作为午餐和点心。我们在傍晚时分再次聚首，一起享用晚餐，并且围坐在一起探讨每个人的感受。"

奥康纳的参与使得大家都更愿意讲述自己的经历并且倾听他人的感受。此外，奥康纳还经常为了搅拌、制作芋头制品而彻夜不眠。在奥康纳的引导下，她的邻居们能够放松地交流自己的体验、他们童年时的各种逸闻趣事、老人们的谆谆告诫，以及那些在历史中流淌而来的夏威夷人的智慧。她是如此善于倾听，几乎从不打断别人的话语。她既是一名工作人员，也是一名参与者。随着项目进展，她从中获得的好处也正是在其他人身上发生的：体重快速下降，而每日胰岛素注射量则在 5 天内就下降了 8 个单位！

新谷向我描述了当村长们回到村里，将刚刚亲身体验的事情讲述给村民们之后所引发的反响："整个村庄都炸开了锅。这就像是一道划过夜空的闪电，照亮了某片他们之前所从未看到过的大地。这种强烈的兴奋感也是项目能够持续进展的重要原因之一。"

当怀厄奈饮食研究的结果最终于 1991 年发表在《美国临床营养学杂志》（*American Journal of Clinical Nutrition*）时，关注的目光并不单纯来自夏威夷当地居民，同样来自科学界。该研究结果显示，参与者体重在 21 天时间里平均减少了 17 磅，他们的血清胆固醇水平下降了12%，血糖水平下降了 26%。大多数参与者的血糖与胰岛素反应水平都恢复到了"安全区域"——也就是说，他们已经不再必须常规使用降糖药，这一异常优异的结果令同行们感到震惊。

贝克曼和新谷的研究并未止步，他们在此后 8 年时间里进行的一项涉及 82 名参与者的研究获得的结果比 1991 年更为惊人。这项进一步的研究同样采用了怀厄奈饮食方案，对参与者最长进行了 7 年 6 个月的周期性监测。在整个监测周期内，参与者体重下降的平均幅度是15.1 磅。效果最好的个体体重总共下降了 174 磅，另一个参与者的体重虽然"只"下降了 117 磅，然而在此后的 8 年里他的体重再也没有反弹。虽然对于受试者的平均监测周期只有三四个月，但是 2/3 的受试者在加入项目之后体重都获得了不同程度的减轻。无论就一种长期干预体重的方法来说，还是就一种以社区为单位的饮食控制计划来说，这一项目所获得的成就都是现象级的。

在我看来，怀厄奈饮食改善计划最具启发意义的结果——至少从基因与饮食相互作用的角度来看——至今尚未获得足够的重视。距离在夏威夷人群中最初开展膳食研究 10 年以后，新谷、贝克曼和奥康纳又发起了一项比较研究。这项研究选择了来自不同民族的 21 位受试者。由于项目参与者来自不同的文化背景，因此研究者并没有要求他们都严格遵循夏威夷传统饮食规范。相反，项目以夏威夷传统饮食为参照，允许来自不同民族的人使用他们自己的传统食物作为替代。具体来说，每人每天摄入的总热量，以及碳水化合物、蛋白质和脂肪在热量中的构成是规定的，但是参与者可以根据自己的传统习惯和个人口味偏好来选择个性化的食物。

这一由怀厄奈饮食延伸而来的饮食规则同样带来了令人惊讶的效果。受试者的体重明显减轻，血压、血糖、胆固醇和低密度脂蛋白水平都获得了显著改善——尽管他们的食物依然是高碳水化合物与低脂肪的组合。由此，新谷非常自信地推测，这样的食物组成形式不但对夏威夷当地人的健康有利，同时可能对更多人的健康有所裨益。由于1991 年和 2001 年开展的两项研究其总体规划和实施方案是一致的，因此我决定对这两项研究获得的结果进行定量比较，以此来分析相同的饮食构成对于夏威夷当地人以及其他民族受试者所产生的影响有何异同。

在 1991 年的研究中，参与研究的夏威夷人平均体重降低了 17 磅；而在 2001 年的多民族研究中，所有参与者的平均体重"只"减轻了10.8 磅。必须考虑的因素是，在 2001 年的研究中，受试者不但接受了饮食管理，并且从一开始就加入了运动锻炼的内容——而我们已经说过，1991 年的研究中并不包含运动这一维度。无独有偶，血清甘油三酯和血糖水平在夏威夷当地人中的下降幅度也更高。事实上，大多数监测数据在两组人群中的变化趋势都较为一致，唯一的例外是血压，多民族研究队列的血压下降幅度要比夏威夷当地人更明显。这一比较结果与我们在上一章中所引述过的珍妮的研究相似。珍妮比较了澳大利亚原住民和澳大利亚高加索人对相同食物的反应，其结论是尽管"缓释食物"对于所有受试者的健康都产生了正面影响，然而这种影响在澳大利亚原住民中的表现要更显著，原因可能在于向传统饮食习惯的回归——这些食物原本是他们生活在这片土地的祖先所赖以生存的，而他们也仅仅是在晚近才随着社会的变迁而逐渐远离这些传统食物的。

以怀厄奈地区居民为范本的研究最终改变了人类对于 X 综合征的认识，并且激发了治疗与预防 X 综合征的研究热情，这具有相当深远的意义。新谷和同事们深刻意识到，他们在当地社区内力图解决的问题远不是某种"基因缺陷"所能解释的。当地居民不但对于再一次获得身体健康满怀憧憬，同时也渴求心灵的解脱、生活的和谐，并且对于祖先时代生活的故土充满眷恋。你不可能设想任何一种药物治疗或者基因疗法能够满足他们的所有希冀。事实上，很多怀厄奈居民都表示，除非他们的文化和生活习惯都恢复到健康和谐的状态，不然他们就无法维系持久的身体健康——芋头和甜土豆这一类传统食物确实很健康，对你的身体非常有益，可是假如你身边根本就没有人耕作这些东西，你不能买到这些东西，再好又有什么用呢？由此，我终于学会了站在全局的角度来看待问题，了解所有这些因素之间的交互联系，而不是把基因、食物和文化传统割裂开来。

因此，在我逗留怀厄奈海岸期间，健康中心只是行程的一部分。我把剩下的时间留给了离公路不算太远的 Mala'Ai'Opio 农场，与我同行的还有所罗门、毛纳基亚-福思（Kukui Maunakea-Forth）和福思（Gary Forth）。与 Ka'ala 农场相似，Mala'Ai'Opio 也为当地年轻人提供了一处安全的港湾，以帮助他们更健康地成长。不同的是，这里种植的主要作物并不是芋头，而是二十几种不同的根茎类作物、水果和叶用蔬菜。这些作物既供应给怀厄奈海岸的饭店，也供应给当地的健康中心。一批年轻人在这片农场上进行有机种植，他们在耕作的同时也遵循本地习俗进行吟诵和祷告，学习当地的传统文化。Mala'Ai'Opio 农场所治愈的并不只是疾病，还有心灵，这种治愈作用能够对抗全球化所带来的种种副作用——如果没有这些对抗，大量的传统饮食和传统文化都将消逝。

我在某个早晨和 Mala'Ai'Opio 农场的小伙子们一起播种、除草并祷告，我们彼此谈笑，由此我了解到这些生活在怀厄奈海岸不同地区的居民到底是如何被聚集到农场里来的。正如毛纳基亚-福思在健康中心扩建工程落成典礼上告诉我的那样，当地居民其实有非常多的碰头机会，因为大多数人都参与了各种公民咨询委员会——他是你项目的咨询委员会成员，而你可能成为他项目的咨询委员会成员。这无疑是怀厄奈本土文化的一种特有力量，而这对所有致力于社区居民整体健康的项目来说都有着无以复加的重要意义：无论农民、山民、渔民，还是教师、医生、大厨、营养学家或者社会活动者，社会中的所有人都向着同一个目标而努力。站在这个角度，怀厄奈当地并没有使用所谓"大健康"这种空虚而没有实际意义的名词。居民的健康是与这片土地深深联系在一起的，土壤和水源，以及文化与社区共同维系着每一个个体的健康。

落成典礼结束后，我们都爬上了背后的那座火山。站在可以俯视大海的火山脊上，我们能够清晰地看到健康中心 30 年前的旧址。为了庆贺健康中心落成 30 周年，中心进行了扩建，新建了种植健康作物的花园以及用作餐厅的庭院。当我们来到花园，工作人员为我们套上花环，并且亲吻了我们。我们沿着花园的石凳漫步，边上种满了各种传统作物和医用植物。在这里，怀厄奈海岸一览无余。虽然花园中的椅子与凳子摆放得稍显拥挤，可是螺号低沉的声音却仿佛把我们带到了更久远的时代，让我们遗忘时间的流逝。当地艺术家站在餐厅的阳台上，迎风吹响螺号，随之而来的是一阵悠扬的低声吟唱——卡纳海莱正在领颂当地祷文，留给我们一个扎着马尾辫的高大背影。美妙的声音伴随着螺号的旋律在整个山谷间弥漫、回旋、缭绕。

那些共同吟唱起夏威夷传统祷文的歌手其实都来自当地社区——医生、护士、司机、门卫、放射科技师和诊所咨询师——他们已经跟随卡纳海莱练习了好几个月。

> *E ko makou mau kia'I msai kalani mai,*
>
> （哦，我们从远古时代走来的先辈们）
>
> *E nana ia mai ka hale ame ka aina,*
>
> （守护着我们的家园与土地）
>
> *Mai ka uka a he hai*
>
> （从高山到海洋，从内陆到沿海）
>
> *Kia'I'a, malama ia*
>
> （守护着我们，保佑着我们）
>
> *E pale aku I na ho'opilikia ana, I ko kakou nohona*
>
> （抚平我们生活的所有伤痛）
>
> *Aloha e, aloha kakou e, aloha e*
>
> （阿罗哈！）

整个仪式包括吟唱、草裙舞、讲演和祝福等环节，此后我和新谷、卡纳海莱、毛纳基亚-福思还有其他一些人缓步来到凉亭。以芋头和甜土豆为主的各种传统美食让我们大快朵颐。拿起餐盘，我们信步走上阳台。远眺大海，巨大的海浪搅动着漂浮的海草，鱼群正随着海浪的变换整齐地改变着游动方向。回过头，人山人海的餐厅洋溢着夏威夷人的喜悦，他们正在愉快地享用着祖先们所喜欢的食物——也是他们体内基因所熟悉的食物，那些能够为他们带来身份认同的食物。

可以说，所有我所观察到的成功社区健康干预案例都得益于某种基因与食物的交互在其中发挥的重要正面作用，而不是基因或者饮食的孤立作用。所不同的是，在怀厄奈地区，人们构建了一套更为系统的体系来促进基因和饮食之间的正常交互。居住在当地的人们通过多种相辅相成的方法相互激励、相互促进，从而从根本上改善了自己的健康状态。

当然，在一些流行病学家和营养学家看来，发生在夏威夷的故事可能仅仅是一个非常美妙的"故事"而已。玩世不恭的人甚至讽刺说，既然夏威夷人已经回复到那种传统生活状态中去了，那么也就没有必要再针对他们进行"现代"科学研究了，这些传统居民的数据对于改善现代社会健康水平的统计也没有什么太大的价值。

我想他们都错了。

夏威夷人一直在倾听着世界上两种不同的意见，就好像他们一直在坚守自己的传统一样。对于夏威夷当地传统饮食的科学研究理所当然地属于前沿学科，而怀厄奈当地居民也一直致力于通过与其他民族的交流来帮助别人解决相似的健康问题。我只希望所有我们这些"现代人"能够真诚地倾听夏威夷人以及其他传统民族的意见：意识到我们面临的危险，并且为那些逝去的东西感到悲伤；合理地利用传统知识与现代科学来帮助我们解决问题，然而两种不同的观念与方法都需要互相尊重；与此同时，置身于那片生你养你的故乡土地，在你的机体、心灵与环境之间建立起紧密的纽带，这能够帮助你获得全面的健康。

毫无疑问，现代科学的进步会继续为我们带来关于基因、饮食和疾病关联的新知识与新认识。这本书中的部分内容随着研究的进展可能需要重写，就好像科学已经改写了我们对世界的整体认识。然而，科学本身并不能保证我们生活得更健康。健康专家固然会不断告诉我们关于健康研究的新进展，为我们提供更多关于基因与饮食相互作用的例证与思路，可是这并不是我们唯一的救命稻草。也许我们每个人都应该静心内省，考察我们的家族历史，去获得关于食物、运动和疾病的直观认识。我们应该深刻意识到究竟是什么在影响我们的身体健康，究竟又是什么能够让我们更好地抵御疾病——把目光重新投向社区、文化和家园。我们必须维系住连接食物、基因与习俗的纽带，因为在这个多样化的星球上，每一个健康幸福的生命身上都缠绕着这根神奇的纽带。

致　谢

许多人就基因与食物的相互关联提出了具有启迪意义的观点，他们富有创造性的讨论为我写作本书提供了丰富素材，我在此要向他们表示衷心的感谢：劳丽、马蒂内（Carlos Martinez del Río）、图克斯伯里、珍妮、科丹、艾特金、卡茨、新谷、罗津、约翰斯、卡法托斯、阿马德奥、克里米齐（Aglia Kremezi）、布兰科、米切尔、吉夫（Ruth Giff）、巴勃罗（Sally Pablo）、尼科斯与玛丽亚、特雷奥波洛（Antonia Trichopolou）、莫图尔斯基、麦吉本、罗比查克斯（Rob Robichaux）、杰克逊、奥康纳、巴托舒克、所罗门、卡纳海莱、因弗索（Barry Infuso）、格里尔（Nan Greer）、斯温伯恩、舍曼、贝里、韦伯、科拉朱里（Steve Colaguiri）、博斯兰（Paul Bosland）、沃塔瓦（Eric Votava）、莫尔斯。我还要感谢那些在我们调查的各个区域为我们提供帮助的人们，这些区域包括：巴厘岛的登巴萨和乌芭德、克里特岛的斯比利、撒丁岛的奥利斯塔诺、希腊雅典、亚利桑那州的 Ak-Chin、塞尔斯和萨卡顿、索诺拉的蓬塔丘和德塞姆波克、夏威夷的怀厄奈。

弗赖曼（Sarah Jane Freymann）、迪安（Barbara Dean）和泰勒（Naima Taylor）为整个项目的顺利推进做出了无法估量的贡献。豪里（Agnese Haury）之前也对本项目给予多方面的支持。此外，我也必须感谢美国国家科学基金会和澳大利亚科学委员会为我提供了在新南威尔士托温湾和珍妮共同讨论关于当地饮食的机会。

参考文献

引言

Barbujani, G., and L. Excoffier. 1999. The history and geography of human genetic diversity. In *Evolution in health and diseases*, ed. S. C. Stearns, 27–40. Oxford: Oxford University Press.

Bland, J. S., and S. H. Benum. 1999. *Genetic nutritioneering*. Los Angeles: Keats Publishing.

Grierson, B. 2003. What your genes want you to eat. *New York Times Magazine*, May 4, 77–79.

Harmon, D. 2002. *In light of our differences*. Washington, DC: Smithsonian Institution Press.

McKibben, B. 2003. *Enough: Staying human in an engineered age*. New York: Times Books.

McKusick, V. A. Accessed 2003. Online Mendelian Inheritance in Man database. www.ncbi.nlm.nih.gov/entrez/query.fcgi?db=OMIM.

Moore, D. S. 2001. *The dependent gene: The fallacy of "nature" vs. "nurture."* New York: Times Books / Henry Holt.

第 1 章

Agarwal, D. P., and H. W. Goedde. 1986. Ethanol oxidation: ethnic variations in metabolism and response. In *Ethnic differences in reactions to drugs and xenobiotics*, ed. W. Kalow, H. W. Goedde, and D. P. Agarwal, 99–112. New York: Alan R. Liss, Inc.

Brown, C. 2000. *The ghosts of evolution*. New York: Basic Books.

Grierson, B. 2003. What your genes want you to eat. *New York Times Magazine*, May 4, 77–79.

Jackson, F. L. C. 1991. Secondary compounds in plants (allelochemicals) as promoters of human biological variability. *Annual Review of Anthropology* 20:505–546.

Katz, S. H. 1990. An evolutionary theory of cuisine. *Human Nature* 1 (3): 233–259.

Kretchmer, N. 1972. Lactose and lactase. *Scientific American* 227:70–78.

Lieberman, M., and D. Lieberman. 1978. Lactase deficiency: A genetic mechanism which regulates the time of weaning. *American Naturalist* 112:625–639.

Long, J. C., W. C. Knowler, R. L. Hanson, M. Urbanek, E. Moore, P. H. Bennett, and D. Goldman. 1998. Evidence for genetic linkage to alcohol dependence on chromosomes 4 and 11 from an autosome-wide scan in an American Indian population. *American Journal of Medical Genetics* 81 (3): 216–221.

Ridley, M. 2000. *Genome: The autobiography of a species in twenty-three chapters*. New York: Harper-Perennial.

Rozin, E. 1989. The structure of cuisine. In *The psychophysiology of food selection*, ed. R. Shepard, 189–208. New York: John Wiley and Sons.

Rozin, P. 1982. Human food selection: The interaction of biology, culture and individual experience. In *The psychobiology of human food selection*, ed. L. M. Barker, 225–269. Westport, CT: AVI Publishing.

Saavedra, J. M., and J. A. Perlman. 1989. Current concepts in lactose malabsorption and intolerance. *Annual Review of Nutrition* 9:475–502.

Sherman, P. W., and J. Billings. 1999. Darwinian gastronomy: Why we use spices. *BioScience* 49 (6): 453–463.

Simoons, F. J. 1973. The determinants of dairying and milk use in the Old World: Ecological, physiological and cultural. *Ecology of Food and Nutrition* 2:83–90.

Wade, N. 2002. As scientists pinpoint the genetic reason for lactose intolerance, unknowns remain. *New York Times*. January 14, 2002.

Williams, G. C., and R. M. Nesse. 1991. The dawn of Darwinian medicine. *The Quarterly Review of Biology* 66 (1): 1–81.

第 2 章

Cordain, L. 2002. *The Paleo Diet*. New York: John Wiley and Sons.

Cordain, L., J. C. Brand-Miller, S. B. Eaton, N. Mann, S. H. A. Holt, and J. D. Speth. 2000. Plant-animal subsistence ratios and macronutruient energy estimations in worldwide hunter-gatherer diets. *American Journal of Clinical Nutrition* 71:682–692.

D'Adamo, P. J., and C. Whitney. 2002. *Eat right for your type*. New York: Riverside Books.

Darwin, C. 1859. *The origin of species by means of natural selection*. Chicago: Encyclopedia Brittanica (reprint 1990).

Eaton, S. B., and M. Konner. 1985. Paleolithic nutrition: A consideration of its nature and current implications. *New England Journal of Medicine* 312:283–289.

Eaton, S. B., M. Shostak, and M. Konner. 1988. *The Paleolithic prescription*. New York: Harper and Row.

Eaton, S. B., S. B. Eaton III, M. J. Konner, and M. Shostak. 1996. An evolutionary perspective enhances understanding of human nutritional requirements. *Journal of Nutrition* 126:1732–1740.

Ehrlich, P. R. 2000. *Human natures: Genes, cultures, and the human prospect*.

Washington, DC: Island Press.

Grierson, B. 2003. What your genes want you to eat. *New York Times Magazine*, May 4, 77–79.

Jackson, F. L. C. 1991. Secondary compounds in plants (allelochemicals) as promoters of human biological variability. *Annual Review of Anthropology* 20:505–546.

Lewontin, R. C. 1998. *Human diversity.* New York: Scientific American Library.

———. 2004. *The triple helix: Gene, organism and environment.* Cambridge: Harvard University Press.

Morewood, M. 1997. Quoted in P. Van Oosterzee, *Where worlds collide: The Wallace line.* Ithaca: Cornell University Press.

Olson, S. 2002. *Mapping human history: Discovering the past through our genes.* Boston: Houghton-Mifflin.

Reaven, G., T. K. Strom, and B. Fox. 2001. *Syndrome X: The silent killer.* New York: Simon and Schuster.

Satel, S. 2002. I am a racially profiling doctor. *New York Times Magazine*, April 13, 56–60.

Sears, B. *The Zone Diet.* New York: Harper-Perennial.

Simopoulos, A. P., and J. Robinson. 1999. *The Omega Diet.* New York: Harper-Perennial.

Somer, E. 2002. *The Origins Diet.* New York: Owl Books / Henry Holt.

Strassman, B. I., and R. I. M. Duarte. 1999. Human evolution and disease: Putting the Stone Age in perspective. In *Evolution in health and disease*, ed. S. C. Sterns, 91–101. New York: Oxford University Press.

Wallace, A. 1997. Quoted in P. Van Oosterzee, *Where worlds collide: The Wallace line.* Ithaca: Cornell University Press.

Weiner, J. 1994. *The beak of the finch: A story of evolution in our time.* New York: Alfred Knopf.

Williams, G. C., and R. M. Nesse. 1991. The dawn of Darwinian medicine. *The Quarterly Review of Biology* 66 (1): 1–81.

第 3 章

Andrews, A. C. 1949. The bean and Indo-European totemism. *American Anthropology* 51:274–291.

Brown, P. J. 1979. Cultural adaptations to endemic malaria and the socioeconomic effects of malarial eradication in Sardinia. PhD. dissertation in Anthropology, State University of New York at Stony Brook.

————. 1986. Cultural and genetic adaptations to malaria: Problems of comparison. *Human Ecology* 14 (3): 311–329.

Carson, P. E., C. L. Flanagan, C. W. Ickes, and A. S Alving. 1956. Enzymatic deficiency in primaquine-sensitive erythrocytes. *Science* 124:484–489.

Etkin, N. L. 1997. Plants as antimalarial drugs: Relation to G6PD and evolutionary implications. In *Adaptation to malaria: The Interaction of biology and culture*, ed. L. S. Greene and M. E. Danubio, 139–167. Amsterdam, The Netherlands: Gordon and Breach Publishers.

Gray, P. 1986. *Honey from a weed*. New York: Harper and Row.

Haldane, J. B. S. 1938. *Heredity and politics*. New York: W. W. Norton.

————. 1949. Disease and evolution. *La Ricerca Scientifica* 19 (suppl. 1): 3–10.

Katz, S. H. 1987. Fava bean consumption: A case for the co-evolution of genes and culture. In *Food and evolution*, ed. M. Harris and E. B. Ross, 133–159. Philadelphia: Temple University Press.

Katz, S. H., and J. I. Schall. 1986. Favism and malaria: A model of nutrition and biocultural evolution. In *Plants in indigenous medicine and diet: Biobehavioral approaches*, ed. N. L. Etkin, 211–228. Bedford Hills, NY: Redgrave Publishing.

Motulsky, A. G. 1960. Metabolic polymorphisms and the role of infectious diseases in human evolution. *Human Biology* 32:28–62.

Ridley, M. 2000. *Genome: The autobiography of a species in twenty-three chapters*. New York: Harper-Perennial.

Roden, C. 2000. *The new book of Middle Eastern food*. New York: Alfred

Knopf.

Salzano, F. M. 1975. *The role of natural selection in human evolution*. New York: American Elsevier Publishing.

Senozan, N. M., and C. A. Thielman. 1991. Glucose 6 phosphate dehydrogenase deficiency: An inherited ailment that affects 1000 million people. *Journal of Chemical Education* 681:7–10.

Sinisalco, M., L. Bernini, B. Latte, and A. Motulsky. 1961. Favism and thalassemia in Sardinia and their relationship to malaria. *Nature* 190: 1179–1180.

Williams, R. J. 1956. *Biochemical individuality: The basis for the genetotrophic concept*. New York: John Wiley and Sons.

Wright, C. A. 1999. *A Mediterranean feast*. New York: William Morrow and Company.

第 4 章

Allbaugh, L. G. 1953. *Crete: A case study of an underdeveloped area*. Princeton: Princeton University Press.

Aravanis, C., R. P. Mensick, A. Corondilas et al. 1988. Risk factors for coronary heart disease in middle-aged men in Crete in 1982. *International Journal of Epidemiology* 17:779–783.

Campos, H., M. D'Agostino, and J. M. Ordovas. 2000. Gene-diet interactions and plasma lipoproteins: Role of apolipoprotein E and habitual fat intake. *Genetic Epidemiology* 20 (1): 117–128.

Kafatos, A., I. Kouroumalis, I. Vlachonikolis, C. Theodorou, and D. Labadarios. 1991. Coronary heart disease risk factor status of the Cretan urban population in the 1980s. *American Journal of Clinical Nutrition* 54:591–598.

Keys, A. B. 1980. *Seven countries: A multivariate analysis of death and coronary heart disease*. Cambridge, MA: Harvard University Press.

Lambraki, M. 2001. *Herbs, greens, fruit: The key to the Mediterranean diet*. Iráklion, Greece: Lambraki.

Psilakis, M., and N. Psilakis. 2000. *Cretan cooking*. Iráklion, Greece: Karmanor.

Psilakis, M., and N. Psilakis. 2000. *Herbs in Cretan cooking*. Iráklion, Greece: Karmanor.

Rackham, O., and J. Moody. 1996. *The making of the Cretan landscape*. New York: Manchester University Press / St. Martins Press.

Renaud, S., M. de Lorgeril, J. Delaye, J. Guidollet, F. Jacquard, N. Mamelle, J.-L. Martin, I. Monjaud, P. Salen, and P. Toubol. 1995. Cretan Mediterranean diet for prevention of coronary heart disease. *American Journal of Clinical Nutrition* 61:1360S–1367S.

Shintani, T. T. 1991. *The Hawaii diet*. New York: Pocket Books / Simon and Schuster.

Stein, G. 1990. *Selected writings of Gertrude Stein*. New York: Vintage.

Trichopoulou, A., A. Kouris-Blazos, T. Vassilakou, C. Gnardellis, E. Polychronopoulos, M. Venizelos, P. Lagiou, M. L. Wahlqvist, and D. Trichopoulos. 1995. Diet and survival of elderly Greeks: A link to the past. *American Journal of Clinical Nutrition* 61:1346S–1350S.

Zamprelas, A., H. Roche, and J. M. E. Knapper. 1999. Differences in postprandial lipaemic response between northern and southern Europeans. *Atherosclerosis* 139 (1): 83–93.

第 5 章

Allison, A. C., and B. Blumberg. 1958. Ability to taste phenylcarbamide among Alaska Eskimos and other populations. *Human Biology* 31:352–357.

Andrews, J. 1984. *Peppers: The domesticated Capsicums*. Austin: University of Texas Press.

Bartoshuk, L. M., V. B. Duffy, and I. J. Miller. 1994. PTC/PROP tasting: Anatomy, psychophysics, and sex effects. *Physiology and Behavior* 56:1165–1171.

Billing, J., and P. W. Sherman. 1998. Antimicrobial functions of spices: Why some like it hot. *Quarterly Review of Biology* 73:3–49.

Chasan, R. 1999. Editorial. *BioScience* 49 (6): 431.

Cotter, D. J. 1982. The scientific contribution of New Mexico to the chile pepper. In *Southwestern agriculture: Pre-Columbian to modern*, ed. H. C. Dethloff and I. M. May Jr., 17–27. College Station: Texas A&M University Press.

Crosby, A. W., Jr. 1986. *Ecological imperialism: The biological expansion of Europe, 900–1900*. Cambridge: Cambridge University Press.

Drenowski, A., and C. L. Rock. 1995. The influence of genetic taste markers on food acceptance. *American Journal of Clinical Nutrition* 62: 506–511.

Esquivel, L. 1989. *Como agua para chocolate*. New York: Doubleday.

Fox, A. L. 1931. Taste-blindness. *Science* 73:14.

Jordt, S.-E., and D. Julius. 2002. Molecular basis for species-specific sensitivity to "hot" chili peppers. *Cell* 108:421–430.

Nabhan, G. P. 1997. While chiles are hot. In *Cultures of habitat: On nature, culture, and story*, 277–284. Washington, DC: Counterpoint Press. Originally published June 1997, *Natural History* 196 (5): 24–27.

Reed, D. R., L. M. Bartoshuk, V. Duffy, S. Marino, and A. Price. 1995. Propylthiouracil tasting: Determination of underlying threshold distributions using maximum likelihood. *Chemical Senses* 20:529–533.

Rozin, P. 1982. Human food selection: The interaction of biology, culture and experience. In *The psychobiology of human food selection*, ed. L. M. Barker, 225–269. Westport CT: AVI Publishing.

Rozin, P., and D. Schiller. 1980. The nature and acquisition of a preference for chile peppers by humans. *Motivation and Emotion* 4:77–101.

Sherman, P. W., and J. Billing. 1999. Darwinian gastronomy: Why we use spices. *BioScience* 49 (6): 453–463.

Snyder, L. H. 1932. The inheritance of taste deficiency in man. *Ohio Journal of Science* 32:436–440.

Tepper, B. J. 1998. Propylthiouracil: A genetic marker for taste, with implications for food preferences and dietary habits. *American Journal of Human Genetics* 63:1271–1276.

Tewksbury, J., and G. P. Nabhan. 2001. Seed dispersal: Directed deterrence by capsaicin in chiles. *Nature* 412:403–404.

Whipple, B., M. Martinez-Gomez, L. Oliva-Zarate, P. Pacheco, and B. R Komisaruk. 1989. Inverse relationship between intensity of vaginal self-stimulation-produced analgesia and level of chronic intake of a dietary source of capsaicin. *Physiology and Behavior* 46 (2): 247–252.

第 6 章

Alley, L. 2000. *Lost arts: A celebration of culinary traditions*. Berkeley: Ten Speed Press.

Boushey, C. J., S. A. A. Beresford, G. S. Omenn, and A. G. Motulsky. 1995. A quantitative assessment of plasma homocystine as a risk factor for cardiovascular disease. *Journal of the American Medical Association* 274 (13): 1049–1067.

Carper, J. 1988. *The food pharmacy*. New York: Bantam Books.

Choumenkvitch, S. F., J. Selhub, P. W. F. Wilson, J. I. Rader, I. Rosenberg, and P. F. Jacques. 2002. Folic acid intake from fortification in United States exceeds predictions. *Journal of Nutrition* 132:2792–2798.

Cok, I., N. A. Kocabas, S. Cholerton, A. E. Karakaya, and S. Sardas. 2001. Determination of coumarin metabolism in Turkish population. *Human and Environmental Toxicology* 20:179–184.

Etkin, N. L. 1986. Multidisciplinary perspectives in the interpretation of plants used in indigenous medicine and diet. *Plants in indigenous medicine and diet: Biobehavioral approaches*, ed. N. L. Etkin, 2–28. Bedford Hills, NY: Redgrave Publishing.

Grierson, B. 2003. What your genes want you to eat. *New York Times Magazine*, May 4, 77–79.

Johns, T. 1990. *With bitter herbs they shall eat it: Chemical ecology and the origins of human diet and medicine*. Tucson: University of Arizona Press.

McKibben, B. 2003. *Enough: Staying human in an engineered age*. New York: Times Books / Henry Holt.

McKusick, V. A. Accessed 2002. Online Mendelian Inheritance in Man database, entries for warfarin resistance, albumin, and coumarin 7-hydroxylase. www.ncbi.nlm.nih.gov/entrez (site now discontinued).

Mitchell, M. 1998. *Diné biké yyahdóó ch'il nanisé altaas'éí: Plants of Navajoland*. Chinle, AZ: Chinle Curriculum Center.

Motulsky, A. G. 1996. Nutritional ecogenetics: homocystine-related arteriosclerotic vascular disease, neural tube defects, and folic acid. *American Journal of Human Genetics* 58:17–20.

Nallamouthou, B. K., A. M. Frederick, M. Rubenfire, S. Saint, R. R. Bandekar, and G. S. Omenn. 2000. Potential clinical and economic effects of homocystine lowering. *Archives of Internal Medicine* 160:3406–3412.

Olson, S. 2002. *Mapping human history: Discovering the past through our genes*. Boston: Houghton-Mifflin.

Raichelson, R. M. 1986. Coumarin-containing plants and serum albumin polymorphisms: Biomedical implications for Native Americans of the Southwest. *Plants in indigenous medicine and diet: Biobehavioral approaches*, ed. N. L. Etkin, 229–241. Bedford Hills, NY: Redgrave Publishing.

Starvic, B. 1997. Chemopreventive agents in foods. *Functionality of food phytochemicals*, ed. T. Johns and J. T. Romero, 53–88. New York: Plenum Press.

Weil, A. 2000. *Eating well for optimum health*. New York: Alfred Knopf.

第 7 章

Brand-Miller, J. C., J. Snow, G. P. Nabhan, and A. S. Truswell. 1990. Plasma glucose and insulin responses to traditional Pima Indian meals. *American*

Journal of Clinical Nutrition 51:416–420.

Brand-Miller, J. C., and A. W. Thorburn. 1987. Traditional foods of Australian aborigines and Pacific Islanders. In *Nutrition and health in the tropics*, ed. C. Rae and J. Green, 262–270. Canberra, Australia: Menzies Symposium.

Brand-Miller, J. C., and S. Colaguiri. 1994. The carnivore connection: Dietary carbohydrate and the evolution of NIDDM. *Diabetologica* 37:1280–1286.

———. 1999. Evolutionary aspects of diet and insulin resistance. In *Evolutionary aspects of nutrition and health: diet, exercise, genetics, and chronic disease*. Vol. 84 of *World review of nutrition and diet*. Basel, Switzerland: Karger.

Cordain, L., J. C. Brand-Miller, and N. Mann. 2000. Scant evidence of periodic starvation among hunter-gatherers. *Diabetologica* 24 (3): 2400–2408.

Cowen, R. 1991. Desert foods offer protection from diabetes. *Science News* 32:12–14.

Diamond, J. 1992. Sweet death. *Natural History* 2:2–7.

Gladwell, M. 1998. The Pima paradox. *New Yorker*, February 2, 41–53.

Infante, E., A. Olivo, C. Alaez, F. Williams, D. Middleton, G. de la Rosa, M. J. Pujo, C. Duran, J. L. Navarro, and C. Gorodezky. 1999. Molecular analysis of HLA class I alleles in Mexican Seri Indians: Implications for their origin. *Tissue Antigens* 54:35–42.

Nabhan, G. P. 2004. *Cross-pollinations: The marriage of science and poetry*. Minneapolis: Milkweed Editions.

Nabhan, G. P. , C. W. Weber, and J. Berry. 1979. Legumes in the Papago-Pima Indian diet and ecological niche. *Kiva* 44173–178.

Neel, J. V. 1962. Diabetes mellitus: A 'thrifty genotype' rendered detrimental by progress. *American Journal of Human Genetics* 14 (4): 353–362.

———. 1998. The 'thrifty genotype' in 1998. *Perspectives in Biology and Medicine* 42:44–74.

O'Dea, K. 1984. Marked improvement in carbohydrate metabolism in diabetic Australian aborigines after temporary reversion to traditional lifestyle. *Diabetes* 33:596–603.

Seppa, N. 2002. Gene tied to heightened diabetes risk. *Science News* 158:212.

Swinburn, B. A., V. L. Boyce, R. N. Bergman, B. V. Howard, and C. Borgardus. 1993. Deterioration in carbohydrate metabolism and lipoprotein changes induced by a modern, high fat diet in Pima Indians and Caucasians. *Journal of Clinical Endrocrinology and Metabolism* 73 (1): 156–164.

Villela, G. J., and L. A. Palinkas. 2000. Sociocultural change and health status among the Seri Indians of Sonora, Mexico. *Medical Anthropology* 19:147–172.

Weber, C. W., R. B. Arrifin, G. P. Nabhan, A. Idouraine, and E. A. Kohlhepp. 1996. Composition of Sonoran Desert foods used by Tohono O'odham and Pima Indians. *Journal of the Ecology of Food and Nutrition* 26:63–66.

White, M. 2000. New insights into type 2 diabetes. *Science* 289:37–39.

第 8 章

Enos, E., S., K, Johnson, and S. Enos. 1995. *A handbook of kalo basics*. Waianae, Hawaii: Taro Top Publications.

Greer, N. 2002. Kalo farming: Lessons in cultural survival, wetlands management and traditional ecological knowledge. Wetlands and Man in Hawaii workshop, October 31–November 1, Wildlife Society, Honolulu.

Jackson, F. L. C. 2001. The Human Genome Project and the African-American community: Race, diversity and American science. In *The Human Genome Project and minority communities*, ed. R. A. Zinkas and P. J. Balint, 35–52. Westport, CT: Praeger.

Krauss, B. H. 1993. *Plants in Hawaiian culture*. Honolulu: University of Hawaii Press.

McKibben, B. 2003. *Enough: Staying human in an engineered age*. New York: Times Books / Henry Holt.

Murray, R. F., Jr. 2001. Social and medical implications. In *The Human*

Genome Project and minority communities, ed. R. A. Zinkas and P. J. Balint, 53–75. Westport, CT: Praeger.

Olson, S. 2002. *Mapping human history: Discovering the past through our genes*. Boston: Houghton-Mifflin.

Shintani, T. T., S. Beckman, A. C. Brown, and H. K. O'Connor. 2001. The Hawaii Diet. *Hawaii Medical Journal* 60:69–73.

Shintani, T. T., S. Beckman, J. Tang, H. K. O'Connor, and C. K. Hughes. 1999. Waianae Diet program: Long-term follow-up. *Hawaii Medical Journal* 58:117–121.

Shintani, T. T., C. K. Hughes, S. Beckman, and H. K. O'Connor. 1991. Obesity and cardiovascular risk intervention through the *ad libitum* feeding of traditional Hawaiian diet. *American Journal of Clinical Nutrition* 53:1647S-1651S.

Weissman, G. 2002. *The year of the genome: A diary of the biological revolution*. New York: Times Books / Henry Holt.

译后记

　　翻译完这本书我有一种如释重负的感觉。翻译这本书时正值多事之秋，单位、家庭以及其他方面都有很多事情需要处理，大量意外，以及一些你愿意或者不愿意都不得不卷入的漩涡。认真翻译一本书并不容易，对我来说这本书的翻译工作不但占据了很多时间，甚至成了一种心理和精神负担。即使如此，在我几次修改校对译文的过程中，在我最终觉得尘埃落定的时候，依然非常感谢上海科学技术出版社的包惠芳老师给予我的这次机会，而我也为能够翻译这样一本好书而感觉欣慰。如果你从头开始读到这里，我想你应该会赞同我的观点；而如果你是那种喜欢首先翻翻前言、后记的人——和我一样——那么做好准备，这本书也许会改变你的许多想法。

　　我得承认，或许我并不完全赞同作者的所有观点，对于一些结论我也持保留态度。然而，我觉得这本书在今天这个时代，尤其在今天这个节点上很值得一看，也具有很高的价值。今天，全社会对于健康以及饮食的关注空前膨胀，随之而来的是流于庸俗的各种理论和节目充斥荧屏与网络，对于很多观点我往往只有一声叹息。另一方面，生命科学技术，尤其是遗传学检测与研究技术在过去的十几年里爆炸式的发展，并且正在逐渐深入并影响我们的生活——只是你或许还没有体会到。我想说的是，如果你看到的是互联网技术改变了社会，那么生命科学技术对这个社会的改造丝毫不亚于互联网技术，甚至超过互联网技术。

尽管整个社会都被牵扯进关于转基因技术的争论，事实上我们的生活已经或者将由基因与生命科学技术带来的改变远远超出大众的想象。说实话，作为一个业内人士，我更多的感受不是惊喜与激动，而是恐惧与焦虑。在某次科研讨论会议后，有不明就里的人发表了这样的观点，说我们很快就可以定制孩子了！通过基因改造能够获得我们想要的孩子——你想要什么，基因技术就可以为你制造什么！

作为一名临床遗传医生，在多年的工作中我接触过大量的遗传研究者、医生，以及技术公司和临床检测公司。分子生物技术的快速发展，尤其是二代测序技术的跃进使得检测成本在近几年里大幅下降，所有从业者都感觉信心爆棚，似乎任何不能解决的问题都能够通过基因检测与改造技术获得最终的解决——在人类基因组图谱绘制完成的时候我们曾经有过这样的雄心壮志。十几年过去了，我们忘记了现实和理想的落差。

问题的关键在于复杂性与多样性。这是非常奇妙的概念，也是人类世界的奇妙来源。如果没有复杂性与多样性，就没有思想、没有文学、没有艺术。我是一个文学爱好者，我喜欢阅读长篇小说。我经常想，假如没有人类思想与行为的多样和复杂，那么所有的文学大师们都会失去生存的基本动力。同样的情况也发生在基因与我们健康乃至人生的关联上。

　　在整本书中，作者都在描述多样性。我希望你能够读懂这些文字的深意。在我们的所有 DNA 序列上，存在着大量的多态性位点。这些位点也许造就了大量的生物多样性，然而我想实际情况的复杂性将远超今人的想象，也不是所有这些多态性位点可以解释的。作者列举的几个例子，比如镰状细胞贫血、蚕豆病等经典的"单基因遗传病"，事实上却是一种协同进化的自然选择。换句话说，即便这类"病因明确"的单基因遗传病都有其存在的复杂原因，难道我们真的可以完全依赖基因分析去解释人类的所有健康问题甚至行为方式吗？

　　有一个非常简单的概念：人与人是不一样的，也正是因为这种不同，才使得这个社会丰富多彩。我相信这种区别不是基因可以解释的。用基因决定一切不但是一种错误——就好像 NIH 花费了大量时间与金钱去寻找"节约基因"一般——而且是一种危险的理念。本书中的大多数例证发生在那些似乎不是主流社会的岛屿上——至少那不是我们熟悉的西方社会——诚如作者所说，如此选择是因为天然的屏障使得针对这些居民的研究更有说服力。然而，由此获得的理论可以外推到我们所有人、所有社会、所有民族。仙人掌与沙漠植物对美洲印第安人有益作用的结论并不是让你也去吃仙人掌——事实上你也买不到吧——而是让你理解基因、饮食与环境的和谐是多么重要，而这种三位一体的和谐，正是我们的文化所包含的核心内容。

　　"好卡路里"与"坏卡路里"是一种过分简单的区分，忽略多样性与复杂性不但会带来健康问题，也会带来文化认同问题。在阅读本书的过程中我不断联想到地大物博的祖国。中国美食的多样性、口味的复杂和多变也许没有任何一个国家可以相比。不同地区居民喜欢不同的食物，而人口的流动和信息的爆炸使我们在许多大城市里能够品尝到来自各地的美食，而这些食物也在融合过程中被逐渐改造。在翻译关于辣椒的那一章时，我想到川、湘菜系在国内的流行。经常听到有人说多吃辣怎么好，可是也有人说不吃辣怎么好；有人说吃辣才能健身，而有人吃了点辣胃就受不了。每个地方的居民都想要证明自己的传统食物是多么健康、多么好，就好像电视里各路美食家拼尽全力要证明自己的观点有多正确一样。看完这本书，我想你对此或许应该有自己的认识。

所谓一方水土养一方人。在长期的人类进化过程中，我们与周围的一切，包括我们居住的土地、我们食用的食物、我们饮用的水都相互产生了默契。橘生于淮南而为橘，生于淮北则为枳，其实我们的祖先早已感性地意识到了基因与环境的交互作用——当然，我说这句话绝没有民粹主义思想，权当玩笑而已——这种朴素的认识经过现代科学的研究与阐述变得非常清晰，只是今人却反而忽略了这些基础的认知。同样的食物对于不同的人会产生不同的反应，所以"辣"或者"麻"或者"臭"或者"霉"并没有所谓的"对"与"不对"，而要看你的祖先是否在长期的进化过程中与这些食物相濡以沫。如此，或许也就会少一些无谓的争执吧！

其实，很多问题的解决与和解最终不在于某个基因，也不在于某种技术手段，而在于认知的改变。只要能够坚持传统饮食，并且增加锻炼，糖尿病在美洲印第安人中就是相对可控的。书中的这段话非常具有启示意义：

"总体而言，NIH 和皮马人的协作获得了丰硕的成果，然而其中却有一个致命的失误。在研究进行了整整 35 年以后，没有人找到任何合适的方法帮助皮马人减轻体重，也没有人能够控制当地的糖尿病流行趋势。研究人员动用了所有先进的科研手段，发表了成百上千篇论文来论述他们的研究进展，表达了他们坚定的决心——但事实是，皮马人却随着研究的进展变得越来越胖。"

　　这一绝佳的讽刺是否值得今天的科研人员警醒呢？从某种程度来说，寻找那些植根于我们历史深处的元素，是不是和寻找某个基因或者分析某个基因的作用、绘制基因的下游通路具有同等重要的意义呢？

　　请别误会，作为一名日复一日从事遗传病诊断、治疗、咨询和预防的医生，我比任何人都更能意识到分子生物学进展所带来的好处。工作之初，我的实验室里能诊断的基因疾病只有几种。今天，我们可以对数百种疾病进行非常可靠的基因诊断，解决了许多之前无法解决的问题——当然，也同时受到了许多新的困扰。我曾经一度信心膨胀地宣称我们可以检测任何你需要检测的基因，显然我也被那种技术的狂热冲昏过头脑。正因为如此，这本书才显得有价值，因为这是一本能够带给我们清醒与理智的书。同时，这也是一本能够教会我们去认识基因与我们身体关系的书。

　　科技进步是引人入胜的，然而很多时候我们需要往回看，这能够帮助我们更好地向前走。人类从漫长的历史迷雾中找寻到生活的足迹——所谓基因，也是历史脚步在我们身体里留下的印记。尊重历史，尊重传统，认同我们的文化传承，从而获得身体的健康与心灵的宁静。

秋　凉

qiuliang.com

contact@qiuliang.com

微信公众号：秋影随行